Zur Erinnerung

H. Peter Bloch

Lenggries, April 1991

Dr. Siegfried Block

Die große Chance

Naturheilverfahren – eine Waffe gegen den Krebs

Mosaik Verlag

Gesamtherstellung Mohndruck Graphische Betriebe GmbH, Gütersloh
· ISBN 3-570-02558-6 · Printed in Germany

Inhalt

1. Kapitel

Die Geschichte des Krebses

Von melancholischem Blut,
bitterer Galle und der verfluchten
Erfindung der Pompadour.

Im achten Jahr seiner Regierung mußte König Darius von Persien die Feststellung machen, daß die Freude, die er an seiner Gemahlin Atossa empfand, sich trübte.

Das lag nicht daran, daß sie weniger schön, weniger bereitwillig gewesen wäre, das lag an einer kleinen, körperlichen Veränderung. In Atossas rechter Brust war eine harte, knotige Geschwulst, die dem empfindsamen König Unlust bereitete.

Der Herrscher hätte Freude und Entspannung bei seinen anderen Gemahlinnen finden können. Dreihundertsechzig Frauen, die im Harem des riesigen Palastes zu Susa lebten, warteten darauf, daß der König eine von ihnen erwählen würde.

Am Hofe der Großkönige herrschte die Sitte, daß keine Frau das königliche Lager zweimal teilen durfte, es sei denn, sie wäre von außergewöhnlicher Schönheit. Ob Atossa so schön war, ist nicht überliefert. Aber sie war nicht nur die erste Gemahlin des Königs. Sie war, was weit größere Bedeutung hatte, die Tochter des großen Cyrus, des Königs, der Persien zum Weltreich gemacht hatte. Und es war außer Zweifel, daß einmal über das Reich des Cyrus nur ein Sohn aus dieser Verbindung herrschen würde, das das größte war, das je von einem Monarchen regiert wurde.

Das machte die Unlust des Königs an Atossa zu einem politischen Problem. Er sann auf Abhilfe, und er beriet sich mit seinen Ärzten.

Die Ärzte und Chirurgen im alten Persien waren eine wohlorganisierte Zunft, deren Honorare nach der gesellschaftlichen Stellung des Patienten gesetzlich festgelegt waren.

Sie behandelten die Kranken mit Kräutern, Drogen und Zauberformeln. Vor allem mit Zauberformeln. Denn man hatte erkannt, daß die frommen Sprüche, wenn sie den Patienten schon nicht heilten, ihn zumindest nicht töteten – was man von den Drogen nicht immer behaupten konnte. Im Gegensatz zu den Ärzten hatten die Chirurgen eine strenge Ausbildung zu absolvieren, die weniger theoretisch als praktisch war. Bevor sie sich mit ihrem Messer einem Perser nähern durften, mußten sie zuvor drei Sklaven erfolgreich operiert haben. Starb einer, oder mußten zwei ihr Leben lassen, durften sie weiterhin Sklaven operieren. Starben alle drei, galt ihre Ausbildung als gescheitert, und sie wurden niemals mehr in die Zunft der Ärzte aufgenommen.

Die Zahl der Chirurgen am königlichen Hofe zu Susa kann bei den damaligen Vorstellungen von Hygiene und der völligen Unkenntnis über Keimfreiheit nicht eben groß gewesen sein.

König Darius war in Schwierigkeiten. Doch die Zeit drängte. Denn nun begann Atossa auch noch über Schmerzen, die in ihren rechten Arm ausstrahlten, zu klagen. Der König ließ die zitternden Chirurgen vor sich aufmarschieren. Keinen gelüstete es, die Operation an der Königin vorzunehmen. Denn jeder wußte, daß er ein Mißlingen nicht überleben würde.

Tod durch Vergiften, Erhängen (mit dem Kopf nach unten), Kreuzigen, Pfählen, Steinigen, Zermalmen des Kopfes zwischen zwei Steinen oder Schmoren des Delinquenten in glühender Asche waren die gebräuchlichsten Strafen, die ungeschickte Ärzte zu erwarten hatten.

Die persischen Chirurgen entgingen diesem Schicksal. Denn Darius entschied sich schließlich für Democedes, einen heilkundigen griechischen Sklaven.

Democedes hatte den König vor Jahren von einer schweren Fußverletzung geheilt. Eine Wunde oberhalb des Knöchels hatte geschwärt, und ihre Ränder waren schließlich schwarz und brandig geworden.

Die Hofärzte hatten Zauberformeln darüber gesprochen. Sie hatten die Wunde mit Kräuterverbänden bedeckt und dem König Drogen gegeben.

Als die Schmerzen ärger und die Wunde immer böser wurden, waren sie in Panik geraten. Es sah so aus, als bliebe ihnen nur noch die Entscheidung, ob der König den Fuß oder das Leben verlieren mußte.

Da bot sich Democedes an, die Wunde mit einem glühenden Messer auszuschneiden. Darius stimmte zu, und er wurde geheilt.

Diesem Democedes übertrug der König nun die Aufgabe, seine Gemahlin von der knotigen Geschwulst in der rechten Brust zu befreien.

Democedes gab der Königin Haoma zu trinken, ein berauschendes Getränk, das die Schmerzen betäuben sollte. Er rief fünf Eunuchen, die die Arme, die Beine und den Kopf Atossas umklammerten. Dann hielt er sein Messer so lange in die Flamme, bis es glühend wurde. Er wischte mit einem reinen Tuch den Ruß von der Klinge und machte einen tiefen, senkrechten Schnitt in die Brust der Königin.

Er schälte die Geschwulst heraus und behandelte die Wunde mit »Unguentum Aegyptiacum«, einer Salbe, deren Hauptbestandteile Arsenik und Essig waren.

Die Königin hat den martialischen Eingriff überlebt. Und der griechische Historiker Herodot hat ihn geschildert. Es ist die erste Krebsoperation, die uns überliefert ist. Sie fand im Jahre 514 vor Christus statt.

Zweifel sind erlaubt und angebracht. Denn die Vorstellungen, die man damals von Krebs hatte, waren außerordentlich verschwommen. Als Krebs wurde jede sichtbare oder fühlbare Geschwulst bezeichnet – auch Lepra. Und vor allem unterschied man nicht zwischen gutartigen und bösartigen Geschwülsten.

Aber man kannte den Krebs. Im ältesten Buch der Heilkunde, dem ägyptischen Papyrus Ebers, das um 1500 vor Christus geschrieben wurde, werden bereits

Brust-, Scheiden- und Gebärmuttergeschwülste erwähnt. Als Mittel dagegen wird das »Unguentum Aegyptiacum« empfohlen, das bis in das 16. Jahrhundert hinein als Heilmittel gegen Krebs Verwendung fand.

Und der Autor wußte auch bereits, daß Krebs des Fleisches an jedem beliebigen Körperteil vorkommen kann. Er schrieb: »Wenn du einen Tumor, der ein ›met‹ (Muskeln, Nerven, Adern) ergriffen hat, triffst, wenn deine Finger ihn untersuchen, und er ist ein Stein unter deinen Fingern, so sage dazu: Es ist ein Tumor des met. Ich werde die Krankheit mit dem Messer behandeln.«

Die Krankheit verdankt ihren Namen Cancer (Krebs) einem Mißverständnis. Die alten Ärzte glaubten festgestellt zu haben, daß sich bei einem Krebskranken um die Geschwülste Adernetze bildeten, die in ihrer Form Krebsfüßen glichen.

Gedanken darüber, wie Krebs entstehen könnte, machten sich zum erstenmal die Inder. Sie glaubten, daß eine Veränderung der drei Humores (Körpersäfte) Luft, Galle und Schleim, die Krankheit verursachte. Sie behandelten die Geschwülste mit einer Salbe, die aus Eisen, Steinsalz und rotem Arsenik bestand. Und sie brannten sie mit einem Glüheisen aus.

Mehr als 1000 Jahre vergingen, ohne daß man in der Krebsbehandlung neue Methoden, in der Krebserforschung neue Erkenntnisse gesammelt hätte. Heilkundige waren in fast allen Ländern die Priester, und ihre Therapien bestanden aus Gebeten und mythischen Riten. Es war die Zeit des Wunderglaubens, in der nur ein Wunder oder der Glaube den Kranken retten konnte.

Erst Hippokrates (460 – 375 vor Christus) bemühte sich, die Heilkunde auf eine wissenschaftliche Basis zu stellen. Er ist der erste, der die Krebsgeschwulst als Karzinom bezeichnete (abgeleitet von dem griechischen Wort für »verwüsten«). Unter Karzinom verstand er alle nicht heilenden Geschwüre, selbst Hämorrhoiden.

Die Krankheit definierte er ähnlich wie die Inder als eine Veränderung der Körpersäfte. Nur daß Hippokrates vier Körpersäfte kannte: das Blut, den Schleim, die schwarze und die gelbe Galle. Je nachdem, ob der Körper an Mangel oder an Überfluß einer dieser Säfte leidet, bricht eine Krankheit aus.

Hippokrates hat bereits den Krebs der inneren Organe erkannt. Den Magenkrebs beschrieb er als »Schwarzes Erbrechen«. Und den Brustkrebs schilderte er folgendermaßen: »In den Brüsten entwickeln sich harte Knoten. Sie eitern nicht, sondern werden stets härter. Es entstehen dann daraus verborgene Krebse.« Er behandelte die Krankheit mit einem Mittel, das er das Karische Medikament nannte. Es bestand aus schwarzem Helleborus (Hahnenfußgewächs), Sandarak (Harz einer Zypressenart), Kupferspänen, geröstetem Blei, Schwefel, Arsenik und spanischer Fliege. Er wendete das Medikament teils trocken, teils mit Zedernöl vermischt an.

Bei dem hohen Giftgehalt dieses Präparats bleibt die Frage offen, ob der Patient letzten Endes an dem Medikament oder am Krebs gestorben ist.

Über 500 Jahre lang erfuhr die hippokratische Lehre vom Krebs keine Veränderung. Dann trat ein junger Arzt ins Scheinwerferlicht der Geschichte, dessen Ansichten und Lehren bis ins 18. Jahrhundert hinein Gültigkeit behielten.

Sein Name war Charus Galenus. Er lebte von 131 bis 203 nach Christus und war Leibarzt des jungen römischen Kaisers Commodus.

Galenus gilt als Begründer der experimentellen Physiologie und Pathologie. Seine Kenntnisse hatte er sich durch die Sektion von Schweinen und Affen erworben.

Auch für ihn spielten die vier Kardinalsäfte Blut, Schleim, schwarze und gelbe Galle eine große Rolle. Gesundheit und Krankheit hängen von der Mischung, der Quantität, der Plazierung oder Deplazierung und der

Aktion dieser Säfte ab. Für den Krebs machte er die schwarze Galle, die er für eine Absonderung der Milz hielt, verantwortlich.

Wenn sich diese Galle verdickte und in Blutgefäße und Weichteile eindrang, dann entstand Krebs. War die Galle scharf, dann entwickelte sich ein innerlicher, war sie mild, ein sichtbarer Krebs.

Interessant sind die Gründe, die Galenus für seine Theorie anführte. Da der Brustkrebs der am leichtesten zu diagnostizierende Krebs war, hatte er seine Beobachtungen an Frauen gemacht, die an dieser Krankheit litten. Und er stellte fest, daß hauptsächlich trübsinnige, sorgenvolle, wie er sagt, melancholische Frauen von Brustkrebs heimgesucht wurden. Eine Beobachtung übrigens, die von der modernen Medizin bestätigt wird.

Melancholie aber, darüber waren sich alle Ärzte jener Zeit einig, wird von einem Zuviel an schwarzer Galle hervorgerufen. Da Galenus das Lymphsystem nicht kannte, glaubte er, daß die Venen den dicken, schwarzen Gallensaft transportierten und den Krebs über den ganzen Körper ausbreiteten. Er verordnete seinen Patienten Aloe, Rhabarber, Theriak (ein aus 70 Substanzen bestehendes Medikament) und Mithridates (ein aus 56 Substanzen bestehendes Medikament). Er gab ihnen Gänseblut zu trinken und ließ sie kräftig zur Ader.

Den größten Wert aber legte er auf eine besondere Diät, von der er glaubte, daß sie die Entstehung und Verdickung der schwarzen Galle verhinderte.

Der Speisezettel, den Galenus seinen krebskranken Patienten verordnete, sah folgendermaßen aus: Gerstenabkochungen, Gemüse, Milch, Fleisch von jungen Ziegen, Kalbfleisch, Geflügel, Fische, die um Felsen herumschwimmen, leichten Rot- und Weißwein.

Verboten waren:

Schwere Weine, Essig, Kohl, alter Käse, Fleisch von alten Ziegen, Pökelfleisch, Wild und Walnüsse.

Die Diät des Galenus wurde Krebskranken bis ins

späte 18. Jahrhundert hinein verordnet. Und noch heute gibt es Naturheilmediziner, die diese Diät für hilfreich halten.

Wenn man dem Leibarzt des römischen Kaisers Glauben schenken darf, dann hat auch er gute Erfolge bei der Operation von Brustkrebs erzielt.

Er kannte das Skalpell und schnitt mit ihm die Geschwulst heraus. Dann drückte er das Blut aus den Venen und verschmorte die Wunden mit einem glühenden Eisen.

Zur gleichen Zeit etwa lebte auch Leonides von Alexandrien. Er war der erste, der eine gutartige Drüsenverhärtung von einem Karzinom unterschied. Er hatte entdeckt, daß die Drüsenverhärtung einen geringeren Blutgehalt hat als die Krebsgeschwulst.

Als erster beschreibt er auch die eingezogene Brustwarze als Krebssymptom. Und als erster schnitt er die Geschwulst »weit im Gesunden« heraus.

Leonides, dessen Schriften fast alle verlorengegangen sind, hat nicht viele Anhänger gefunden. Vor allem die mittelalterliche deutsche Medizin basierte weiterhin auf Hippokrates und Galenus.

Besonders die chirurgische Medizin fiel auf ein Niveau zurück, das weit unter dem der alten Ägypter und Perser lag. Es war eine Mönchsmedizin. Und da das Konzil von Tours im Jahre 1162 den Geistlichen jegliche Behandlung von Wunden verbot, war die Medizin hauptsächlich eine Domäne von Badern und vagabundierenden Kurpfuschern.

Erst 1497 wurde durch die Gründung der Universität Straßburg die Chirurgie wieder auf eine wissenschaftliche Basis gestellt. Aber mit dem Krebs beschäftigte sich zu dieser Zeit nur einer der Professoren, Hans von Gerssdorf, genannt Schylhans.

Für ihn waren Krebs und Karbunkel das gleiche. Und als Ursache des Krebses bezeichnete er »verbrannte Cholera«. Zur Diagnose der Krankheit benutzte er seine

Nase. Er schrieb: »Des Krebses ist ein gewiß Zeychen, das Du ihn schmeckest so Du zu dem Kranken kommest oder in seinen Gemach gehs, ob Du schon ferne von ihm bist.«

Seine Behandlung bestand aus der Verordnung verschiedener Kräuter, darunter des Theriak. Er riet den Patienten, Smaragde und Saphire zu tragen. Aber über allen Aberglauben hinaus ätzte er auch die Krebsgeschwüre mit Arsenik und ungelöschtem Kalk.

Eine Operation hielt er nicht für erfolgreich. Es sei denn, daß »die Wurzeln« mit entfernt und das »melancholische Blut« ausgedrückt würde.

Als Theophrastus Paracelsus (1493 bis 1541), der als erster Arzt in deutscher Sprache lehrte, durch sein Buch über die »Wundartzeney« eine Umwälzung der Medizin hervorrief, hatte die Lehre des Galenus über tausend Jahre ihre Gültigkeit behalten. Aber auch Paracelsus hatte der Erkenntnis über Entstehung und Behandlung des Krebses nichts Wesentliches hinzugefügt. Auch er sagte: »Aus dem plut kommen alle offenen schäden.«

Nur im Gegensatz zu Galenus glaubte er, daß der Krebs seinen Ursprung in dem Überfluß eines Mineralsalzes im Blut habe, das sich einen Ausweg sucht. Von der Operation riet er ab. Er kannte die inneren Krebse, und er sagte von ihnen: » . . . wo solche Krebse vorhanden sind, ist tödlich mehr dann leblich zu erwarten.«

Er verordnete die Diät des Galenus und benutzte als Ätzmittel Vitriol, Wein, Essig, Terpentin, Ammoniak und Myrrhen.

In bezug auf den Krebs blieben die Lehren des Paracelsus ohne Einfluß.

Erst um die Mitte des 17. Jahrhunderts brachten drei wesentliche Entdeckungen die medizinischen Theorien des Galenus ins Wanken.

W. Harvey entdeckte 1628 den Blutkreislauf, Malpighi fand 1661 die roten Blutkörperchen, und René Descartes (1596 bis 1650) entwickelte seine Theorie vom Bestehen eines Lymphsystems.

An den italienischen, französischen und niederländischen Universitäten, an den deutschen Hochschulen in Heidelberg, Würzburg, Rostock, Basel und Gießen sezierten die wißbegierigen Ärzte Leichen. Nirgendwo fanden sie den schwarzen Gallensaft des Galenus. Aber überall entdeckten sie die Lymphe.

Eine große Anzahl hervorragender Ärzte baute jetzt an einer neuen Theorie über die Entstehung des Krebses. Sie wurde folgendermaßen formuliert:

Wenn die Lymphe aus dem Gefäß in das Gewebe eindringt und sich dort verdickt und verhärtet, dann entsteht eine gutartige Geschwulst, gärt die Lymphe jedoch, wird sie sauer oder scharf, dann entwickelt sich Krebs.

Ob eine Geschwulst also gutartig oder bösartig ist, das hing, so glaubten viele Ärzte des ausgehenden 17. und beginnenden 18. Jahrhunderts, von der Beschaffenheit der Lymphe ab.

Der französische Chirurg Henry François Le Dran (1685 bis 1770) zog daraus die Konsequenzen. Bei der Operation des Brustkrebses entfernte er nicht nur die Brust, sondern räumte gleichzeitig auch die gesamten Lymphdrüsen in der Achselhöhle aus.

Aber selbst diese radikale Operationsmethode brachte Le Dran nur geringe Erfolge. Bei der überwiegenden Zahl seiner Patienten mußte er feststellen, daß der Krebs an anderer Stelle des Körpers wieder zum Ausbruch kam.

»Ich glaube«, sagte er resignierend, »wenn unglücklicherweise nur ein Tropfen der fehlerhaften Lymphe in die Körperflüssigkeit gelangt, dann wird die ganze Lymphe verdorben.«

Während des 18. Jahrhunderts dachten die Ärzte darüber nach, was die harmlose Lymphe plötzlich zu einer tödlichen Gefahr machen könnte. Bernard Peyrilhe (1735 bis 1804), Professor der Chemie an der Ecole de Santé in Paris, schrieb in einem Lehrbuch, daß sich die Lymphe durch psychische Erregungen und Ausschweifungen verdicken und an den Wänden stauen würde. Es könne also überall, selbst in den kleinsten Lymphkanälen, Krebs entstehen.

Wie aber war es dann möglich, daß nicht alle sorgenvollen, lasterhaften Menschen an Krebs erkrankten?

Peyrilhe hatte auch dafür eine Erklärung. Er sprach als erster Wissenschaftler von einem Krebsvirus, der hinzukommen muß, um die verdickte Lymphe bösartig zu machen. Um die Existenz eines solchen Virus zu beweisen, machte Peyrilhe Tierexperimente. Und da es zur damaligen Zeit noch keine Laboratorien gab, führte er sie in seiner Wohnung durch.

Er entnahm einem jauchenden Brustkarzinom Flüssigkeit, füllte sie in eine Spritze und injizierte sie einem Hund, dem er zuvor eine Verletzung am Rücken beigebracht hatte. Über die Wunde klebte er ein Pflaster.

Die Wunde entzündete sich, und nach drei Tagen entstand ein kraterförmiges Geschwür. Leider konnte Peyrilhe das Experiment nicht bis zu einem Resultat weiterführen. Der Hund nämlich, der erhebliche Schmerzen empfunden haben muß, heulte erbärmlich. Schließlich konnte die Wirtschafterin des Professors das Jaulen und Winseln des gequälten Tieres nicht länger ertragen, und sie ertränkte den Hund.

Bei den Operationen, die Peyrilhe durchführte, entfernte er nicht nur die Brust und die Lymphdrüsen in der Achsel, sondern auch den großen Brustmuskel.

Aber da er für das Krebsgeschehen einen Virus verantwortlich machte, mußte er folgerichtig die Krankheit mit einem Antiseptikum behandeln. Er benutzte dazu Kohlensäure, die er aus Weinhefe, Wasser und Kampfer gewann. Durch einen Papiertrichter leitete er die Dämpfe direkt auf die Krebsgeschwulst.

Peyrilhe behauptete, damit gute Erfolge erzielt zu haben. Aber dieser Aussage muß man mit Skepsis begegnen. Die meisten Patienten waren, wie er selbst schilderte, nicht bereit, sich ihm als Versuchskaninchen zur Verfügung zu stellen, und selbst die Hospitäler verschlossen vor dem neuerungssüchtigen Professor ihre Tore.

Schließlich fiel ihm eine alte Bettlerin in die Hände, die an einem weit fortgeschrittenen, nässenden Gesichtskrebs litt. Peyrilhe setzte sie täglich eine Stunde lang den Kohlesäuredämpfen aus. Nach einiger Zeit hörte die Jauchung auf, die Geschwulst wurde kleiner, und das Allgemeinbefinden der Patientin besserte sich.

Aber auch dieses Experiment konnte der Professor nicht zu Ende führen. Die alte Vagabundin hatte keine Geduld, die langwierige Behandlung zu ertragen, und da ihr ein herumziehender Kurpfuscher rasche Heilung durch Besprechen und Handauflegen versprach, war sie eines Tages verschwunden.

Obwohl Peyrilhe von der Lymphtheorie befangen war, bereicherte er die Krebsbehandlung um eine neue Operationsmethode und um die Virustheorie, die noch heute, allerdings unter anderen Voraussetzungen, ihre Gültigkeit hat.

In den folgenden Jahrzehnten gab es kaum einen namhaften Mediziner, der sich nicht mit dem Krebs beschäftigt hätte. Aber erst John Hunter stellte eine neue, weiterführende Theorie auf. Zwar glaubte auch er an die Descartessche Lymphe. Aber für ihn stammte sie aus dem Blut, das sich in zwei Substanzen scheidet: in das Blutwasser und die gerinnbare Lymphe.

»Bösartige Tumoren«, so meinte Hunter, »stammten aus dem von den Gefäßen ausgeschwitzten Blut und der geronnenen Lymphe.«

Das Fortschrittliche an seiner Theorie war die Behauptung: Krebsgeschwüre entstehen nicht durch Fremdeinwirkung, sondern werden vom Körper selbst hervorgebracht. Sie sind mit normalem Gewebe vergleichbar und leben und wachsen, weil der Organismus sie ernährt.

Bis zu Hunter, der erstmalig erklärte, daß es notwendig sei, sich mit dem anatomischen Charakter des Krebses zu beschäftigen, hatten sich stets nur einzelne Ärzte und Wissenschaftler mit der Krankheit befaßt.

Jetzt, im Jahre 1802, wurde erstmalig in England eine Art Komitee gebildet, das sich »Society for Investigation of the Nature and Cure of Cancer« (Gesellschaft zur Untersuchung der Natur und der Behandlung des Krebses) nannte.

Die Gesellschaft stellte eine Liste von Fragen auf, mit deren Beantwortung sich die Wissenschaft beschäftigen sollte:

1. Welche diagnostischen Symptome sind dem Krebs zuzuordnen?
2. Welcher Art ist die besondere pathologisch-anatomische Natur des Krebses?
3. Ist der Krebs eine primäre Krankheit oder können andere Krankheiten in Krebs übergehen?
4. Ist der Krebs erblich?
5. Ist der Krebs ansteckend?
6. Hat der Krebs Beziehungen zu anderen Krankheiten (Skrofeln, Syphilis)?
7. Gibt es ein Stadium, in dem der Krebs nur lokal ist, und hat er Neigung, in anderen Körperteilen dieselben Tumoren hervorzurufen?
8. Haben Klima und Umgebung Einfluß auf die Ausbreitung des Krebses?
9. Gibt es ein prädisponierendes Temperament?
10. Haben Tiere Krebs?

Vier Jahre lang bemühte sich das Komitee, eine Antwort auf diese Fragen zu finden. Aber die Verständnislosigkeit der Menschen jener Zeit und die Aussichtslosigkeit aller Bemühungen führten schließlich dazu, daß sich die Gesellschaft im Jahre 1806 selbst auflöste.

In Deutschland befand sich die medizinische Wissenschaft Anfang des 19. Jahrhunderts noch im Mittelalter. Einer der angesehensten Chirurgen jener Zeit, der Göttinger Professor August Gottlieb Richter, gab 1804 ein Lehrbuch heraus, in dem er die Geschwülste in zwei Kategorien einteilte: die entzündeten und die unentzündeten. Den Krebs rechnete er zu den letzteren. Er verstand darunter »eine Verhärtung, sie entstehe an welchem Theile und von welcher Ursache sie wollte«.

Trotzdem führte er einige Ursachen für die Krebsbildung an. Zu den inneren Ursachen rechnete er Skrofeln, Gicht, Syphilis, gehemmte Sekrete, melancholisches Temperament, Verdickung und Stockung der Säfte.

Als äußere Ursachen bezeichnete er das Trauma und das Korsett, »die verfluchte Erfindung der Pompadour«. Seine Therapie bestand in der Hauptsache aus Kröten, die den Krebs aussaugen sollten.

Es waren dann allerdings zwei deutsche Wissenschaftler, die der Krebsforschung nach zweieinhalb tausend Jahren des Suchens und Irrens den Weg in die richtige Richtung wiesen: Schleiden (1779 bis 1864) und Schwann (1810 bis 1882). Beide entdeckten fast gleichzeitig die Zelle. Schleiden zunächst bei Pflanzen, Theodor Schwann bei Pflanzen und Tieren.

Letzterer unterschied bereits Zellkern und Zellkörper und erkannte auch die Bedeutung des Zellkerns für das Wachstum, das er folgendermaßen beschrieb:

1. Die Zellen dehnen sich aus.
2. Die Zellwände verdicken sich.
3. Die Zahl der Zellen vermehrt sich.

1836 forderte er die Wissenschaftler auf, die Geschwülste auf ihre Zusammensetzung aus Zellen zu prüfen.

Zwei Jahre später war es dann soweit. Johannes Müller, Professor der Physiologie, Anatomie und Embiologie in Bonn und Berlin, veröffentlichte seine epochemachende Schrift »Über den feineren Bau und die Formen der krankhaften Geschwülste«.

Müller hatte krebsiges Gewebe bei 400- bis 500facher Vergrößerung unter dem Mikroskop untersucht. Er fand Körner, Zellen, Fasern, Kristalle und geschwänzte Körperchen. Aber all das fand er auch in gutartigen Geschwülsten.

Durch eine mikroskopische Untersuchung also ließ sich eine gutartige von einer bösartigen Geschwulst nicht unterscheiden. Er versuchte es auf chemischem Wege. Er kochte und zersetzte die Geschwülste. Mit dem gleichen Resultat: keine spezifischen Merkmale.

Müller konnte den Krebs schließlich nur nach dem Verlauf der Krankheit diagnostizieren.

Wenn eine Geschwulst die natürliche Struktur des Gewebes aufhebt, wenn sie sich nach ihrer Ausschabung neu bildet und schließlich das Individuum tötet, dann handelte es sich um Krebs.

Eines aber hatte Müller bewirkt: Er hatte den Nachweis vom zellulären Bau der Krebsgeschwülste erbracht. Jetzt wußte man, was Krebs war. Aber wie er entsteht, wußte man nicht. Und man weiß es noch heute nicht.

Im 19. Jahrhundert jagten sich die Theorien. Es gab die Epithelialtheorie, der zufolge sich die Krebsgeschwulst an dem Epithel, der äußeren Hautschicht, den Drüsen und den Schleimhäuten bildete und durch ein abnormes Wachstum in die inneren Schichten des Bindegewebes hineinwächst. Es gab die Parasitärtheorie, deren Anhänger der Überzeugung waren, daß jeder Krebs ein Gift enthalte, das nur als Stoffwechselprodukt von Parasiten angesehen werden könne.

Rudolf Virchow (1821 bis 1902) hat sich mit allen diesen Theorien auseinandergesetzt und selbst umfangreiche Forschungen über den Krebs gemacht. Am Ende seines Lebens sagte der Wissenschaftler, den man als den

Vater der Zellularpathologie bezeichnet, daß niemand eine Definition des Krebses geben könne.

Sauerbruch betrachtete Krebs – mit gewissen Vorbehalten – als eine konstitutionelle Erkrankung, und er, der geniale Chirurg, warf die Frage auf, ob die Ergebnisse der operativen Behandlung des Krebses mit der Vervollkommnung der Technik besser geworden seien, ob die Operation wirklich ein befriedigendes Mittel erfolgreichen Vorgehens sei? »Oder«, schließt er voller Resignation, »steht die Sache so, daß all unser operatives Bemühen letzten Endes umsonst ist?«

Die Neuzeit hat uns die Atomforschung und die Elektronenmikroskopie beschert. Wir wissen heute, was Krebs ist. Die Feststellungen Virchows und Sauerbruchs sind umstritten, aber sie konnten in den vergangenen 80 Jahren nicht widerlegt werden.

Heute gibt es über hundert Theorien und Hypothesen über die Entstehung des Krebses. Und bei jedem Kongreß kommen ein halbes Dutzend weitere hinzu.

Sauerbruch hielt Krebs für eine konstitutionelle Erkrankung. Vieles spricht dafür. Denn keine der Theorien ist ohne Wenn und Aber. Rauchen, so heißt es, ist das größte Krebsexperiment der Geschichte! Raucher bekommen fünfundzwanzigmal häufiger Lungenkrebs als Nichtraucher.

Wie aber kommt es, daß es ungezählte Greise gibt, die rauchend und gesund siebzig Jahre und älter werden?

Niemand weiß darauf eine verbindliche Antwort. Aber wir wissen heute sehr genau, was in unserem Organismus vor sicht geht. Und wir wissen, daß jeder Mensch in seinem Körper Krebszellen hat. Es ist, so scheint es, fast ein natürliches Geschehen. Die Frage, von der Leben und Tod abhängen, ist: ob die Krebszellen siegen oder unsere körpereigene Abwehr.

2. Kapitel

Wie Krebs entsteht

Kriegsschauplatz – der menschliche Körper: die raffinierte Tarnung, die Entdeckung, der Kampf.

Im Januar 1976 habe ich in meiner Klinik einen Fall behandelt, den viele Menschen als eine Art Wunder bezeichnen. Es ist der Fall der damals einundfünfzigjährigen Sabine Kramm*. Sie war blaß, abgemagert und hatte Schmerzen, die sie nachts nicht schlafen ließen. Sabine Kramm hatte Krebs.

Entdeckt worden war die Krankheit im Oktober 1975. Die Patientin hatte unregelmäßige Blutungen und ging zum Arzt. Er stellte Gebärmutterhalskrebs in einem außerordentlich fortgeschrittenen Stadium fest und ordnete die sofortige Einweisung in ein Krankenhaus an.

Sabine Kramm ging zunächst in eine Privatklinik in München-Bogenhausen. Nach einer sorgfältigen Untersuchung durch mehrere Ärzte lautete die Diagnose, der Krebs sei inoperabel.

Der Ehemann wurde von diesem Ergebnis unterrichtet. Er wollte sich nicht damit abfinden und besprach sich mit dem Bruder der Patientin. Die Familie war der Meinung, die Operation sollte unter allen Umständen gewagt werden.

»Wenn es so schlimm um meine Frau steht«, sagte der Ehemann, »dann ist es besser, sie stirbt bei der Operation, als daß sie langsam zugrunde geht. Und vielleicht bietet ihr die Operation noch eine Chance.«

Die Ärzte in der Privatklinik lehnten ab. Sie bezeichneten die Operation als technisch nicht durchführbar. Daraufhin bestimmte Herr Kramm, daß seine Frau in die Münchener Universitätsklinik in der Lindwurmstraße verlegt wurde.

---

* Der Name wurde geändert

Aber auch hier kamen die Professoren zu dem gleichen Ergebnis.

Die Behandlung, die Sabine Kramm über sich ergehen lassen mußte, war überaus strapaziös. Außer den Bestrahlungen wurden ihr in wöchentlichem Abstand zweimal radiumhaltige Stäbe in den Unterleib eingeführt. Man nähte ihr die Scheide zu und legte sie für jeweils 24 Stunden in einen strahlungssicheren Raum. Anschließend wurden die Nähte aufgetrennt, und die Stäbe wieder herausgenommen.

Eine vorgesehene dritte Behandlung dieser Art mußte unterbleiben, weil der Gesundheitszustand der Patientin zu schlecht war. Anfang Dezember wurde sie aus dem Krankenhaus entlassen. Sie hatte große Schmerzen, und die Wunden im Unterleib näßten so, daß sie Tag und Nacht in kurzen Abständen die Binden wechseln mußte.

Der Professor sagte zu dem Ehemann: »Wir hoffen, daß es uns gelungen ist, das Leben Ihrer Frau um einige Zeit zu verlängern.«

Herr Kramm fragte: »Wird meine Frau wieder gesund werden?«

»Wir können nur hoffen«, antwortete der Arzt, »aber die Chancen sind nicht sehr hoch.«

Statistisch gesehen hatte Sabine Kramm damals eine Überlebenschance von 4,8 Prozent.

Ich werde auf die Behandlung dieser Patientin später näher eingehen. Fest steht, daß sie überlebt hat. Seit Erkennung der Krebserkrankung sind jetzt mehr als sechs Jahre vergangen.

Ich habe viele scheinbar hoffnungslose Krebsfälle mit großem Erfolg nachbehandelt. Nicht mit Stahl und Strahl und Chemotherapie, sondern indem ich die körpereigene Abwehr, die Immunkräfte des Organismus so stärkte, daß sie von sich aus das Krebsgeschehen besiegen konnten.

Der amerikanische Krebsforscher Robert Good sagte einmal: »Wir bekommen wahrscheinlich jede Woche einmal Krebs, und jede Woche wird der Körper damit fertig – bis es einmal nicht mehr klappt.«

Der Gedanke, daß jeder von uns jede Woche einmal Krebs bekommt, hat etwas Erschreckendes und Unbegreifliches. Aber wenn man das Krebsgeschehen im menschlichen Organismus kennt, dann begreift man es sehr wohl, und der Gedanke daran verliert seinen Schrecken.

Der Mensch besteht aus etwa einer Trillion (eine Million Billionen) Zellen. Das ist eine unvorstellbar hohe Zahl. Es ist eine Eins mit achtzehn Nullen. Und jeder einzelne Zellkern enthält die rund fünfzigtausend Erbinformationen, den genetischen Code, der die Zelle befähigt, durch Teilung wieder den gesamten Menschen zu entwickeln.

Im Laufe der Entwicklung aber spezialisieren und differenzieren sich diese Zellen. Der größte Teil der im Zellkern gespeicherten Schaltpläne wird abgeblockt.

Bei einer Hautzelle ist also nur jener Teil des Codes aktiviert, der benötigt wird, um bei einer Zellteilung wieder eine Hautzelle entstehen zu lassen. Das gleiche gilt für eine Muskel-, eine Darm-, eine Leber- oder eine Drüsenzelle. Im Organismus des erwachsenen Menschen werden ständig etwa fünfundzwanzig verschiedene Zellarten durch Teilung hergestellt.

Jede neue Zelle enthält außer ihrer Bauanleitung für ein bestimmtes Gewebe auch den blockierten Teil des Schaltplanes. Somit verfügt auch die Tochterzelle über den gesamten genetischen Code.

Zellen haben die Fähigkeit, sich veränderten Lebensbedingungen anzupassen. So bilden Hautzellen von Menschen, die einer intensiven Sonnenbestrahlung ausgesetzt sind, ein stärkeres Pigment. Die Anpassung geht von der durchsichtigen Hellhäutigkeit der Nordländer bis zum tiefen Schwarz der Bewohner Zentralafrikas.

Ein berühmtes Beispiel für die Anpassung an die äußeren Lebensbedingungen ist der Birkenspanner in England. Um von seinen Feinden nicht entdeckt zu werden, waren seine Flügel von der Birkenrinde, die ihm zum Lebensraum dient, kaum zu unterscheiden. Sie hatten die gleiche schwarz-weiße Marmorierung. Als in der Nachkriegszeit der Himmel über den Industriegebieten Englands immer grauer, die Luft immer rußiger wurde, wurden auch die Birkenstämme grau. Und bald darauf verloren die Flügel der Birkenfalter ihre schöne Farbe. Sie wurden grau wie die Birkenstämme.

Ende der sechziger Jahre nun sind den Fabriken und Kohlegruben strenge Emissionsbedingungen auferlegt worden. Der Himmel über England wurde heller, die Rinde der Birken nahm ihre schwarz-weiße Farbe wieder an. Und es dauerte gar nicht lange, da waren auch die Flügel der Birkenfalter wieder hell.

Die Anpassungsfähigkeit der Zellen, die es Menschen, Tieren und Pflanzen ermöglicht, in der Arktis wie am Äquator, in der Wüste wie in den Sumpfregionen dieser Erde, in den Niederungen ebenso wie in viertausend Meter Höhe zu überleben, ist eine großartige, zugleich aber auch komplizierte und risikoreiche Einrichtung der Natur. Denn bei der ständigen Neubildung und Veränderbarkeit von einer Trillion Zellen, von denen jede einzelne wiederum über 50 000 Schaltpläne verfügt, kommt es zur Degeneration, zu Abfallprodukten, zur Verkrüppelung. Damit wir eine Vorstellung bekommen, welche ungeheuren Produktionsvorgänge sich in unserem Körper abspielen, seien einige Zahlen genannt: Im Organismus eines erwachsenen Menschen sterben in jeder Minute 10 Millionen Zellen, und ebenso viele werden in jeder Minute neu gebildet. Etwa eine Milliarde Zellen befinden sich ständig im Bau. Und nach Ablauf von 24 Stunden haben sich etwa 20 Milliarden Zellen in den Verband unseres Organismus neu eingepaßt. Bei einer derartig unvorstellbaren Zahl von Produktionsvorgängen muß es den Gesetzen der Wahrscheinlichkeit nach zu Fehlern kommen.

Nun sind im menschlichen Organismus mehrere Systeme eingebaut, die Fehler verhindern, unschädlich machen oder fehlerhafte Produkte ausmerzen sollen.

So steht zum Beispiel für die Produktion jeder bestimmten Zelle ein spezielles Enzym bereit. Ist der Fehler geringfügig, dann kann es vorkommen, daß das Enzym sich täuschen läßt. Es hilft der Zelle, sich zu entwikkeln. Aber die Zelle hat einen Erbfehler. Sie ist in ihrer Entwicklung gestört. Sie bildet eine Warze, ein Lipom oder eine andere Deformation.

Handelt es sich um einen schweren Fehler, gesellt sich der Zelle kein passendes Enzym zu. Die Zelle geht zugrunde, oder sie lebt einige Zeit verkrüppelt weiter und stirbt dann ab.

Manche dieser fehlerhaft gebildeten Zellen aber werden zu Krebszellen.

Sie haben bei ihrer Entstehung die gleiche Größe wie jede andere Zelle: etwa drei tausendstel Millimeter. Kein Mensch, keine noch so empfindliche Apparatur ist in der Lage festzustellen, wie viele dieser Krebszellen sich im Blutkreislauf oder im Lymphsystem eines gesunden Menschen befinden.

Es ist auch unerheblich. Wichtig allein ist, daß die Systeme, die Fehlbildungen im Organismus erkennen, so funktionieren, daß sie die entartete Zelle bemerken und unschädlich machen. Eines dieser Systeme ist das Signalsystem unseres Körpers.

Es informiert die einzelnen Zellen, wann sie sich zu teilen haben und wann nicht. Das geht in der Regel nach einem festen Plan vor sich. Falls es jedoch an irgendeiner Stelle des Körpers zu einer Verwundung oder einer Entzündung kommt, muß sofort umprogrammiert werden. Der Informationsaustausch innerhalb des Zellverbandes geht nahezu mit Lichtgeschwindigkeit vor sich.

Die Zellen bedienen sich für diese Signale einer biochemischen Substanz, die cAMP (zyklisches Adenosinmonosphat) genannt wird. Falls eine Zellteilung programmiert ist, aber der Platz für weitere Zellen fehlt, geben Hormonsubstanzen mit Hilfe von Enzymen die Meldung an den Zellkern, daß jede weitere Teilung zu stoppen ist.

Andererseits, zum Beispiel bei Verwundung, signalisiert der Informationsdienst mehr und schnellere Teilungen – bis die Wunde geheilt, der normale Zellverband wiederhergestellt ist.

Immer, wenn es zu einer unkontrollierten Zellteilung kommt, muß das Signalsystem des Organismus defekt sein. Aus irgendeinem noch nicht erforschten Grunde verfügen die entarteten Zellen nicht mehr über das sogenannte cAMP.

Sie können also die Signale, die die Zellteilung stoppen, nicht mehr empfangen, oder sie weigern sich, sie zu befolgen. Die Zelle teilt sich explosionsartig. Darunter darf man nun aber keineswegs verstehen, daß die Krebszelle mit rasender Geschwindigkeit zum Tumor wird. Im Gegenteil – es dauert Jahre, oft sogar Jahrzehnte. Und während dieses stillen und stetigen Wachsens ist kein Arzt, kein Diagnosehilfsmittel der Welt imstande, den Krebs zu erkennen, geschweige denn, ihn zu heilen.

Wie in der Frühzeit der Medizin kann auch heute der Arzt nur den Krebs behandeln, den er sieht. Und das ist im allgemeinen erst dann möglich, wenn der Tumor einen Umfang von einem Zentimeter erreicht hat.

Bei einer solchen Größe besteht er bereits aus 17 Millionen Krebszellen und hat im allgemeinen 24 Zellverdoppelungen hinter sich. Die Professoren Krokowsky und Gerstenberg haben am Beispiel des Bronchialtumors (Lungenkrebs), eines besonders schnell wachsenden Krebses, ausgerechnet, wieviel Zeit vergehen muß, bis sich die einzelne Tumorzelle zu einem Zellverband von einem Zentimeter Durchmesser zusammengeklumpt hat.

Ihrer Berechnung nach hat der Bronchialtumor bis zu dieser Entwicklungsphase 2999 Tage gebraucht. Das heißt: Die Krebszelle hat etwa acht Jahre lang in der Lunge gewuchert, ohne daß sie medizinisch erkennbar gewesen wäre. Es können aber auch zehn, zwanzig oder dreißig Jahre gewesen sein. Denn noch bevor die Krebszelle diagnostisch erkannt werden kann, wird sie in der Regel von jenen Kräften entlarvt, die wir unser Immunsystem nennen.

Daß es eine körpereigene Abwehr gegen Krankheiten gibt, vor allem Infektionskrankheiten, ist seit langem bekannt. Was aber sind diese Abwehrkräfte?

Bis in die Mitte des 20. Jahrhunderts wurde angenommen, daß die Widerstandskraft von der Konstitution des einzelnen Menschen, von der Funktionsfähigkeit seiner Organe abhängig sei. Einem großen, starken Menschen schrieb man eine stärkere Widerstandsfähigkeit zu als einem kleinen, schwächlichen.

Heute weiß man, daß weder Größe noch Kraft etwas zu tun haben mit der Funktionsfähigkeit des körpereigenen Immunsystems. Ob die Tuberkelbazillen, die wir schlucken, die Grippeviren, die wir einatmen, die Krebszellen, die in unserem Körper kreisen, uns töten, oder ob sie, noch bevor sie sich vermehren können, unschädlich gemacht werden, hängt allein von der Quantität und der Qualität unserer Lymphozyten, einer bestimmten Art unserer weißen Blutkörperchen, ab.

Die Lymphozyten werden im Knochenmark gebildet. Ein Teil von ihnen wird in der Milz, im Darm, vor allem aber in der Thymusdrüse so »geschult«, daß sie eine Art Polizeifunktion in unserem Körper übernehmen können.

Über die Thymusdrüse wußte man noch bis zur Mitte unseres Jahrhunderts sehr wenig. Es herrschte die Ansicht, daß sie nach der Geburt, spätestens aber während der Pubertät verkümmere. Man hielt sie daher für eine Art rudimentäres Organ.

Zu dieser Schlußfolgerung kam man, weil man bei der Obduktion von toten Menschen und Tieren fand, daß die Thymusdrüse entweder bis zu einem winzigen Rest zusammengeschrumpft oder sogar ganz verschwunden war.

Der Schwede Professor A. Hammar von der Universität Upsala beschäftigte sich als erster wissenschaftlich mit der Thymusdrüse, diesem Organ in Form von zwei zusammengebundenen kleinen Säcken, das hinter dem Brustbein liegt.

Er begnügte sich nicht mehr damit, nur alte, an einer Krankheit gestorbene Menschen zu obduzieren, sondern er untersuchte in den dreißiger Jahren die Thymusdrüse von Unfallopfern und Selbstmördern. Dabei machte er eine erstaunliche Entdeckung: Die Thymusdrüse war keineswegs geschrumpft oder gar verschwunden. Sie war nicht mehr so groß und prall wie bei Kindern in der Pubertät. Aber sie war voll funktionsfähig.

Der schwedische Tierarzt Elis Sandberg, der 1949 seine Doktorarbeit über die Thymusdrüse schrieb, setzte die Forschungen fort. Er stellte fest, daß die eines sehr alten Tieres die gleiche Größe hat wie die eines neugeborenen. Ein altes und ein neugeborenes Tier aber sind gleich empfindlich für Infektionskrankheiten.

Diese Erkenntnis läßt sich auf den Menschen übertragen.

In der Folgezeit experimentierten ungezählte Wissenschaftler mit der Thymusdrüse. Heute kann als erwiesen gelten, daß ihr eine Schlüsselfunktion in unserem körpereigenen Abwehrsystem gegen Krankheiten aller Art zukommt.

Es sind nicht die weißen Blutkörperchen an sich, die die Fremdstoffe in unserem Organismus vernichten, sondern es sind jene weißen Blutkörperchen, denen die Thymusdrüse das Wissen vermittelt hat, was als Fremdkörper zu betrachten ist.

Die Thymusdrüse besteht aus einem spezifischen Epithel, den eigentlichen Drüsenzellen und den Lymphozyten. Diese Lymphozyten patrouillieren ähnlich wie Polizeitrupps ständig durch unseren Blutkreislauf und unser Lymphsystem. Wenn sie irgendeinen Eindringling erkannt haben, ob es sich nun um eine Bakterie, einen Virus oder um einen Holz- oder Glassplitter handelt, dann stürzen sie sich auf ihn.

Gleichzeitig aber wird in unserem Körper eine höchst komplizierte Kettenreaktion ausgelöst: Die Thymusdrüse schickt die in ihr gespeicherten Lymphozyten, die sogenannten T-Lymphozyten, als Verstärkungsmacht an den Kriegsschauplatz.

B-Lymphozyten, die mit Hilfe von Enzymen bestimmte Antikörper bilden, eilen zur Hilfe. Noch weiß man nicht, wo diese B-Lymphozyten ihre Ausbildung als Polizeitruppe erhalten. Bei Vögeln hat man herausgefunden, daß sich der unbewaffnete Lymphozyt in einer kleinen Tasche des Enddarms (lateinisch Bursa) zum Bursa-, also B-Lymphozyten, mit einem schlagkräftigen Enzym bewaffnet.

Auch die sogenannten Makrophagen, weiße Blutkörperchen, auch große Freßzellen genannt, bewaffnen sich – man nimmt an: in der Milz – mit Enzymen und stürzen sich auf den Feind.

Ein vierter Bundesgenosse kommt hinzu: Das Interferon. Es ist kein Lymphozyt. Und es greift auch nicht den Feind an. Es ist sozusagen eine Defensivstreitmacht, eine chemische Substanz, die in jenen Zellen entsteht, in die ein Virus eingedrungen ist.

Das Interferon kann die befallenen Zellen nicht vom Virus befreien. Aber es schützt andere Zellen. Es kann ihnen helfen, sich gegen das Virus, das auf sie übergreifen will, zu panzern. Interferon wirkt wie eine Art Impfstoff gegen fremde Eindringlinge, die sich wie Schmarotzer im Körper vermehren.

Damit hätten wir die vier Schutztruppen, die unseren Organismus wie einen Staat vor fremden Aggressoren schützen: die T-Lymphozyten, die B-Lymphozyten, die Makrophagen und das Interferon.

Mit diesen Erkenntnissen war auch das Geheimnis der Thymusdrüse entschlüsselt. Jetzt wußte man, warum sie bei jungen, gesunden Unfallopfern groß und prall gefüllt war, und warum man sie bei Menschen, die an einer Krankheit gestorben waren, kaum noch finden konnte. Die Lymphozyten hatten die Thymusdrüse verlassen, um die Krankheit zu bekämpfen. Die Thymusdrüse war leer, schlaff, sie schrumpfte.

Dieses gesamte Abwehrsystem ist überaus kompliziert. Die einzelnen Streitmächte sind durch Alarmanlagen ständig miteinander verbunden und stehen stets in einer bestimmten, für den erkannten Feind erforderlichen Relation zueinander.

Aber gerade weil diese Systeme so kompliziert, so ungeheuer verfeinert sind, kann es zu Fehlern kommen. Es können beispielsweise zu viel T-Lymphozyten ausgebildet werden. Die Folge ist, daß sie im Übereifer körpereigene Stoffe angreifen. Die Arthritis, das entzündliche Rheuma, ist eine solche Auswirkung der Schädigung durch das körpereigene Abwehrsystem. Alle Arten von Allergien – die bekannteste: der Heuschnupfen – sind es allem Anschein nach.

So wirkungsvoll aber im allgemeinen dieses Abwehrsystem funktioniert, es kann keine differenzierten Urteile fällen. So, wie ein Computer nur zwischen Ja und Nein unterscheiden kann, kann unser Immunsystem nur zwischen körpereigen und körperfremd unterscheiden.

Das ist der Grund, warum heute jeder fünfte Mensch an Krebs stirbt, warum in der Bundesrepublik 1,5 bis 1,7 Millionen an Krebs leiden, warum jedes Jahr zirka 220 000 Neuerkrankungen hinzukommen: Der Krebs ist körpereigen. Die Abwehrkräfte erkennen ihn nicht als körperfremd. Deshalb reagiert der Körper nicht, wie es sich für eine Krankheit gehört: mit Fieber und Schmerzen. Deshalb können wir den Feind jahre- ja, jahrzehntelang unerkannt in uns tragen.

Die indischen Krebsforscher Kothari und Mehta bezweifeln aus diesem Grunde auch, daß Krebs eine Krankheit im ursprünglichen Sinne sei. Sie stellen die Frage, ob wir es nicht mit einer Art Zurückfallen der Zellen in ihren Urzustand zu tun haben, »in ein biologisches Unterbewußtsein, in dem sie den Organismus, zu dem sie gehören, vergessen und sich nur noch um ihre eigene Vermehrung kümmern?«

Die Beantwortung der Frage, ob man Krebs als eine Krankheit definiert oder als ein Zurückfallen der Zellen in ein biologisches Unterbewußtsein, erscheint müßig. Ob Krankheit oder nicht: Der Krebs bringt uns um. Und deshalb muß man ihn bekämpfen. Mit allen Mitteln der Medizin, auch der Naturheilkunde, sowie der Technik.

Und den ersten und wirkungsvollsten Kampf gegen den Krebs führt – das ist jedenfalls die Meinung ungezählter Pathologen, Biochemiker, Biophysiker, Immunologen, Virologen und Epidemiologen – der Körper selbst. Es ist zwar unbestritten, daß die Krebszelle »körpereigen« ist. Aber ihre Entwicklung ist derart körperfeindlich, daß sie dennoch von den Abwehrkräften erkannt und bekämpft werden kann.

Seit etwa zehn Jahren weiß man nämlich, daß krebsig entartete Zellen bestimmte Antigene besitzen, die sie als »körperfremd« ausweisen. Es sind bestimmte Merkzeichen, die an der Außenwand der Zelle sitzen.

Sobald die T- und B-Lymphozyten den Feind an diesen sogenannten »Markern« erkannt haben, beginnt der Abwehrkampf. In vier von fünf Fällen bleiben die Abwehrkräfte des Körpers Sieger. Voraussetzung ist allerdings, daß diese Kräfte stark und gesund sind, daß sie nicht geschwächt und nicht dezimiert werden.

Voraussetzung ist aber auch, daß es ihnen möglich ist, die Krebszelle als solche zu erkennen. Und in diesem Kampf um Vernichtung oder Behauptung, um Tod oder Leben spielt sich in unserem Körper das gleiche dramatische Geschehen ab, das wir tausendfach in der Natur beobachten können.

Wir sprachen bereits vom Birkenfalter, der, um sich vor seinem Feind zu verbergen, die gleiche Farbe annimmt, wie die Rinde der Bäume, auf denen er lebt. Das Chamäleon, die Gottesanbeterin und ungezählte andere Insekten, Lurche, ja sogar Säugetiere haben die gleiche Fähigkeit, ihr Aussehen der Umwelt anzupassen, um eine größere Chance zum Überleben zu haben. Je gefährdeter ein Organismus ist, desto größer ist diese Anpassungsfähigkeit, desto raffinierter ist seine Mimikri. Um ihren Geschöpfen das Überleben zu sichern, ist die Natur von einem unübertroffenen Einfallsreichtum.

Auch die Krebszelle kämpft überaus trickreich, um sich ihrer Angreifer zu erwehren. Der erste Trick, den sie anwendet, ist, die verräterischen Merkmale ihrer Körperfeindlichkeit abzuwerfen. Sie stößt die Marker, an denen die Abwehrkräfte sie erkennen können, ab.

Die T- und B-Lymphozyten lassen in diesem Falle die ihrer Erkennungszeichen ledige Krebszelle ungeschoren und stürzen sich statt dessen auf die abgeworfenen Marker, die sie unschädlich machen.

Der zweite Trick der Krebszelle ist die Vernichtung von Lymphozyten. Dieser Sieg wird ihr allerdings nur dann zuteil, wenn die weißen Blutkörperchen von der Thymusdrüse noch nicht auf ihre Verteidigungsfunktion vorbereitet worden sind. T-Lymphozyten kann die Krebszelle nicht vernichten. Aber sie kann jene Zellen dezimieren, aus denen die Abwehrkräfte rekrutiert werden. Das heißt: Das Krebsgeschehen im Körper vermindert gleichzeitig die quantitativen Abwehrkräfte.

Der dritte und gefährlichste Trick, mit dem sich die Krebszelle vor der Vernichtung schützt, ist die Tarnung. Um ihre Antigene, die an der Außenwand befindlichen Marker, unkenntlich zu machen, versteckt sie diese Merkmale. Sie überzieht sie mit einer dicken, klebrigen Schicht aus Fibrin.

Dieses Fibrin bewirkt die Blutgerinnung. Es wird aus dem Faserstoff Fibrinogen gebildet, der sich im Blut befindet. Krebszellen haben die Eigenschaft, das Fibrinogen anzuziehen. Sie verwandeln es in das zähklebrige Fibrin und hüllen sich damit ein wie mit einem dicken Mantel, unter dem sich die verräterischen Marker verbergen.

Alle Zellen haben eine Fibrinschicht. Aber auf den Krebszellen ist diese Schicht vier- bis fünfzehnmal stärker als auf den normalen Zellen.

Krebszellen, die frei im Blutkreislauf herumschwimmen, sind im allgemeinen ungefährlich. Lebensbedrohend werden sie erst, wenn es ihnen gelingt, sich an einer Gefäßwand festzusetzen. Das Fibrin dient der Krebszelle nicht nur zur Kaschierung ihrer Marker, sondern auch als Klebstoff, um sich irgendwo einzunisten. Andere Krebszellen kleben sich an ihr fest. Es kommt zu einer Klumpenbildung von Krebszellen, die vom Abwehrsystem nicht mehr als körperfremd erkannt werden.

Allerdings wehrt sich der Körper auch gegen eine zu starke Fibrinbildung. Fibrin ist ein Eiweißstoff. Und es gibt in unserem Organismus Enzyme, deren Aufgabe es ist, Eiweiß zu spalten. Eine bestimmte Enzymart sorgt für die gleichbleibende Konsistenz, die stetige Fließgeschwindigkeit des Blutes.

Treffen diese Enzyme irgendwo auf eine zu starke Fibrinbildung, sind sie bemüht, sie aufzulösen. Das gleiche versuchen sie natürlich auch bei der tarnenden Fibrinschicht der Krebszellen.

Aber auch die Krebszelle hat ihre Abwehrstreitmacht. Das ist ein bestimmter Enzymhemmstoff. In gesunden Zellen befindet er sich im Inneren der Zelle, die ja ebenfalls aus Eiweiß besteht. Der Hemmstoff hat die Aufgabe, die eiweißspaltenden Enzyme daran zu hindern, die eigene Zelle zu vernichten.

Die Krebszelle gibt diesen Enzymhemmstoff nach außen ab. Er hat nicht die Aufgabe, die Zelle zu schützen, sondern er schützt ihre Tarnung, den Fibrinmantel. Es ist ein Kriegszustand. Und wie im Krieg entscheidet die

Stärke der jeweilig vorhandenen Truppen über Sieg oder Niederlage. In diesem Fall: Ist das Abwehrsystem, der Fibrinpanzer, stärker als die Angreifer, die Enzyme, überlebt die Krebszelle.

Gelingt es dem Angreifer, den Fibrinmantel aufzulösen, werden die Marker wieder erkennbar, und die T- und B-Lymphozyten bekämpfen den Feind. Der Krebs wird vernichtet.

Die Rolle der Makrophagen, der großen Freßzellen, ist noch nicht restlos geklärt. Man nimmt an, daß ihre Aufgabe weniger spezifiziert ist, daß sie alles auffressen, was ihnen als körperfremd erscheint. Ein 1974 von Eccles und Alexander durchgeführtes Experiment mit Ratten ergab, daß die Makrophagen vor allem die von den Krebsgeschwülsten abgeschwemmten Tochterzellen vernichten. Bei Ratten, die über viel Makrophagen verfügen, kam es kaum zur Metastasenbildung. Umgekehrt bildeten sich bei jenen Ratten mit weniger Makrophagen sehr rasch Tochtergeschwülste. Makrophagen scheinen also nicht die Aufgabe zu haben, die Krebsgeschwulst anzugreifen, sondern sie verhindern die Ausbreitung des Krebsgeschehens im Körper.

Wenn man dieses umfangreiche Arsenal des Organismus, das einerseits das Krebsgeschehen begünstigt, es andererseits auch wieder bekämpft, kennt, wird man verstehen, daß es Jahre, oft sogar Jahrzehnte dauern kann, bis die entartete Zelle diesen Kampf für sich entschieden hat und ihr Zerstörungswerk beginnen kann.

Ja, es kann sogar geschehen, daß sich Krebsgeschwulst und Abwehrkräfte die Waage halten. Für diesen Fall hat Hackethal den Ausdruck des »Haustierkrebses« geprägt.

Ein solcher »gutartiger« Krebs ist nicht selten der Prostatakrebs. L. M. Franks hat bereits 1956 in der Medizinzeitschrift »The Lancet« berichtet, daß sich bei 30 Prozent der über fünfzig Jahre alten Männer histologisch ein Prostatakrebs feststellen läßt. Aber bei 28,6

Prozent bleibt dieser Krebs ohne Folgen. Er verhält sich »gutartig«. »The Lancet« schrieb:

»Die aufsehenerregende Diskrepanz zwischen der klinisch erkennbaren und der zum Tode führenden Verbreitung von Prostatakrebs hat praktisch die Vorstellung vom Krebs als einer todbringenden Krankheit zu Fall gebracht.«

Damit geht die angesehene medizinische Fachzeitschrift zu weit. Krebs darf nicht verharmlost werden. Und er ist in aller Regel eine todbringende Krankheit, abgesehen von Hautkrebs.

Der Prostatakrebs, der häufig nicht tötet, der Brustkrebs, der bis zu siebzehn Jahren braucht, bis er diagnostisch feststellbar ist, das schnellwachsende Sarkom (bösartige Bindegewebsgeschwulst), das oft schon nach Monaten zum Tode führt – das alles beweist nur, daß es *den* Krebs nicht gibt. Jeder Krebs ist individuell. Er ist artspezifisch, und er hält sich in der Regel an keine Regel. Kein Krankheitsverlauf ist so wenig vorausberechenbar wie das Krebsgeschehen.

Professor Georg Dohm drückt es folgendermaßen aus: »Stellen Sie sich einen großen zoologischen Garten vor. Wenn Sie den Zoodirektor auffordern: ›Zeigen Sie mir das Tier‹, so wird er Ihnen verständnislos antworten: ›Welches? Wir haben mehrere hundert verschiedene!‹ So müßte man auf die Frage nach dem menschlichen Krebs antworten: ›Welchen? Wir haben hundert verschiedene!‹«

Keine Zelle des Körpers kennen wir so gut, über keine andere Zelle wissen wir so viel wie über die Krebszelle. Man könnte fast sagen: Uns sind inzwischen so viele Fakten bekannt, daß wir kaum noch etwas damit anfangen können. Wir kennen an die tausend Stoffe, die Krebs erzeugen, und sind voller Entsetzen zu der Erkenntnis gekommen, daß wir nicht mehr essen, nicht mehr atmen, nicht mehr arbeiten – kurz nicht mehr leben dürften, um vor der Krebserkrankung sicher zu sein.

Ob wir vom Krebs verschont bleiben – darüber sind sich heute viele Krebsforscher einig –, hängt sowohl von der spezifischen Art des Krebses als auch von der Stärke und dem Funktionieren der körpereigenen Abwehrkräfte ab. Diese Kräfte aber sind nicht ein Leben lang gleich stark und gleich zahlreich.

Wenn man das Blut von gesunden Menschen zwischen zwanzig und neunzig Jahren auf die Anzahl der darin enthaltenen Lymphozyten untersucht, so stellt man fest, daß sich analog der altersbedingten Verkleinerung der Thymusdrüse auch die für die Krebsbekämpfung besonders wichtigen T-Lymphozyten verringern.

Das heißt: Je älter wir werden, desto mehr Feinde nisten sich in unserem Organismus ein, desto schwächer werden zugleich aber auch jene Kräfte, die diese Feinde bekämpfen und besiegen können.

Krebs, das beweist die Altenstatistik dieser Krankheit, wird zu einer Zeit diagnostisch erkennbar, in der die Abwehrkräfte des Menschen quantitativ und qualitativ schwächer werden. Der Schnittpunkt liegt etwa beim fünfzigsten Lebensjahr.

Die Erfolge, die die Medizin bei der Behandlung des Krebses mit Operation, Strahlentherapie und Chemotherapie errungen hat, sind nicht eben ermutigend.

Vom Brustkrebs zum Beispiel, einer Krebsart, die unmittelbar unter der Haut liegt, also leicht tastbar ist, sagt Thomas Dao von der Abteilung für Brustchirurgie am Rosewell Park Memorial Institute in Buffalo: »Trotz verbesserter chirurgischer Techniken, trotz fortgeschrittener Methoden der Strahlentherapie, trotz weitverbreiteter Anwendung von Chemotherapien ist die Sterblichkeit beim Brustkrebs in den letzten siebzig Jahren unverändert geblieben.«

Aus Angst vor Brustkrebs haben sich in Amerika Zehntausende von Frauen, die an gutartigen Brustgewebsverhärtungen litten, die Brüste amputieren lassen. Und aus Angst vor dem Unterleibskrebs wurden 1973 in den USA 690000 Gebärmütter operativ entfernt – die meisten davon, ohne daß eine krankhafte Ursache vorgelegen hätte.

Deshalb hat sich die Zahl der weiblichen Krebspatienten keineswegs verringert. Es stieg gleichzeitig die Zahl derer an, die an Mastdarm- und Enddarmkrebs, an Lungen-, Leber- und Gallenblasenkrebs erkrankten.

Aus alledem ergibt sich, daß Krebs eine Erkrankung des ganzen Körpers ist. Und da Stahl, Strahl und Chemie nur so unbefriedigende Erfolge aufweisen, ist jetzt die Zeit gekommen, da immer mehr Wissenschaftler ihr Bemühen und ihre Hoffnung auf jene Waffen setzen, die auch bisher schon die größten Erfolge im Kampf gegen den Krebs erzielt haben: die körpereigenen Abwehrkräfte.

Um sie in ihrem Kampf unterstützen zu können, müssen wir wissen, was ihnen nutzt, und was ihnen schadet. Was wir tun können, um sie zu stärken, und was wir lassen müssen, um ihre Kräfte, die sie im Kampf gegen den Krebs brauchen, nicht zu schwächen.

3. Kapitel

Die Risikofaktoren

Ob wir leben, lieben, atmen, essen – wir sind von Kanzerogenen umgeben. Ein höchst erwünschter Risikofaktor: das hohe Alter.

Die Schlagzeile lautete: »Naturheilmittel unter Krebsverdacht«, und der dazugehörige Bericht war für die meisten Leser wirklich ein Schlag. Zum erstenmal hat sich im Mai 1981 die oberste Arzneiüberwachungsbehörde in Deutschland, das Bundesgesundheitsamt, mit dem schockierenden Verdacht befaßt, daß gerade ein Naturheilmittel möglicherweise Krebs auslösen könnte. Zur Diskussion stand eine Säure, die aus der Heilpflanze Osterluzei-Kraut gewonnen wird. Seit Menschengedenken werden dieser Substanz heilbringende Wirkungen zugeschrieben – gegen Infektionen, Erkältungen, Durchblutungsstörungen und unreine Haut. Aber auch die Fähigkeit zur Blutreinigung, zur Vorbeugung von Beschwerden des Magens und des Herzens, zur Säuglingspflege und gegen vorzeitiges Altern der Haut. Mit Begeisterung haben Heilmittelhersteller das Wunderkraut Osterluzei in mehr als 200 Präparaten verarbeitet und auf den Markt gebracht. Darunter befinden sich viele Heiltees, und zwar die beliebtesten. Die Begeisterung darüber kam zu einem jähen Ende, als es irgendeinem Forscher einfiel, die aus dem Osterluzei-Kraut gewonnene Säure in hoher Dosis drei Monate lang an Ratten zu verfüttern, und zwar an insgesamt achtzehn dieser Tiere.

Sechzehn von ihnen entwickelten gutartige Geschwülste, von denen einige wenige drei Monate später sogar zu Krebs wurden.

Können wir also selbst altbewährten Heilkräutern nicht länger trauen?

Vor mehr als 200 Jahren wurde das Auftreten von Hautkrebs bei jungen Kaminfegern mit der möglichen

Krebsgefährdung durch Teer in Zusammenhang gebracht. Seitdem wurden fast 700 chemische Substanzen entdeckt, denen man heute zutraut, daß sie Krebs erzeugen oder auslösen können – zumindest bei Mäusen und Ratten. Die Entdeckung dieser vielleicht krebsfördernden Substanzen, Kanzerogene genannt, hat die Krebsforschung in eine ganz bestimmte Richtung gedrängt. Rund 80 Prozent aller Krebserkrankungen werden durch Ernährungsgewohnheiten, durch Umwelteinflüsse und am Arbeitsplatz verursacht. Das glauben zumindest so angesehene Wissenschaftler wie der Arbeitsmediziner Professor Dr. Klaus Norpoth von der Universität Münster.

Werfen wir doch einmal einen mutigen Blick auf diese angeblichen Krebsverursacher: Daß jede Zigarette das Leben um fünfeinhalb Minuten verkürzt, hat jeder Raucher bestimmt schon mehrmals gelesen. Aber auch Edamer und Schweizerkäse sind nach dem Ermessen der amerikanischen Nahrungsmittelbehörde Food and Drug Administration noch kanzerogen – also krebsbegünstigend. Der Wirkstoff in einem auch bei uns gerne verschriebenen Rheuma-Einreibemittel hat sich in Tierversuchen des amerikanischen Krebsinstitutes National Cancer Institute als eines der stärksten Krebsgifte überhaupt erwiesen, die wir kennen. Alles-Kleber und Kunstharzlacke lösten bereits bei nur einmaligem Kontakt mit Mäusehaut Krebs aus. Im Autobenzin soll das Anti-Klopfmittel die stärkste bisher bekanntgewordene Krebssubstanz sein. Fluorisiertes Trinkwasser schützt in vielen amerikanischen Gemeinden Bewohner eventuell vor Karies; es erhöht gleichzeitig jedoch angeblich ihr Risiko, an Krebs zu erkranken. Genau der gleiche Vorwurf trifft einen besonders zahnfreundlichen Kaugummi, der keinen Zucker enthält, dafür aber den künstlichen Süßstoff Xylit. Eine Brom-Substanz bewahrt neuerdings die Schlafanzüge von Kindern davor, bei Feuer in Flammen aufzugehen. Doch bei Mäusen und Hamstern hat derselbe Wirkstoff in extremen Tierversuchen Leberkrebs ausgelöst.

So geht das endlos weiter: Viele Seifen, Shampoos, Cremes, Badezusätze und Mundpflegemittel enthalten Formaldehyd – eine umstrittene Substanz, die von der Deutschen Forschungsgemeinschaft als »möglicherweise krebserregend« eingestuft wird. Die Sehnsucht nach Bräune, die Millionen in die Sonne und die Sonnenstudios lockt, wird nicht nur für frühzeitige Faltenbildung der Haut verantwortlich gemacht, sondern auch für die Begünstigung von Hautkrebs. Daß Schimmel stark krebserregend sein soll, ist bekannt. Neuerdings warnen Verbraucherzentralen auch vor braunen Druck- und Faulstellen am frischen Obst. Davon befallene Früchte sollten am besten weggeworfen werden.

Es kommt noch schlimmer: Das Schmerzmittel Phenacetin, das in vielen Kopfwehtabletten vorkommt, hat im Tierversuch zu gut- und bösartigen Nierentumoren geführt.

Verstärktes Interesse findet neuerdings der Begriff »Berufskrebs«. Unbestritten ist, daß die Diagnose Krebs in bestimmten Berufen besonders häufig ist. Den Rekord halten einige Frauenberufe, in denen das Risiko, an Krebs zu erkranken, bis zu viermal größer ist als im Durchschnitt. So sind laut regelmäßigen Schreckensmeldungen die Beschäftigten der kunststoffverarbeitenden Industrie besonders vom Leberkrebs bedroht. Das gleiche Risiko tragen Färber, Gerber, auch Schreiner und Autolackierer. Winzern droht Hautkrebs durch arsenhaltige Spritzmittel. Und der regelmäßige Umgang mit Haarsprays und vielen anderen, hochkonzentrierten Chemikalien schlägt den Friseuren offensichtlich auf den Magen: In ihren Berufsgenossenschaften muß häufiger als sonst Krebs der Verdauungsorgane registriert werden.

Aber auch in den sauberen Büros wächst die Krebsangst. Neueste Untersuchungen deuten darauf hin, daß der Umgang mit Trockenkopiergeräten – und wer ist davon nicht betroffen – ebenfalls Krebs begünstigt. Schuld ist die Druckerschwärze, besser gesagt, der feine schwarze Staub, der zur Herstellung von Kopien benötigt wird. Fotokopien sollten deshalb nicht mit feuchten Fingern angefaßt werden, und geschwärzte Hände sind sofort gründlich zu reinigen.

Mikroskopisch feiner Staub bedroht auch alle, die regelmäßig mit Asbest umgehen, dem »Material der tausend Möglichkeiten«. Die Möglichkeit, für Lungenkrebs mitverantwortlich zu sein, kennt man seit dem Jahre 1900. Erst der Krebstod des Hollywood-Schauspielers Steve McQueen hat den Befürwortern eines generellen Asbestverbotes wieder die Aufmerksamkeit der Medien eingebracht. Der Hollywood-Star war früher Rennfahrer gewesen und hatte übermäßig oft mit Asbest-Bremsbelägen zu tun. Der Formel-I-Weltmeister Niki Lauda war, auch aus Angst vor Krebsgefährdung, rechtzeitig auf das asbestfreie Bremssystem des Überschallflugzeugs Concorde umgestiegen.

Der Zusammenhang von Asbeststaub und Lungenkrebs ist unbestritten. Für das Entstehen der Krankheit wird nicht irgendeine chemische Reaktion verantwortlich gemacht. Schuld ist offensichtlich der feine Staub, der beim Schleifen, Schneiden oder Bohren von Asbest entsteht. So entdeckte ein Untersuchungsteam im Auftrag der deutschen Asbestindustrie bei ihren mehr als 50 000 Arbeitern in einem Zeitraum von elf Jahren sechzehn Fälle von Lungenkrebs. Führende Wissenschaftler unterstützen deshalb nachträglich die Forderung nach einem Verbot von Asbestprodukten. Die Deutsche Bundespost kauft seit Jahren für ihren Fahrzeugpark nur noch die Exportmodelle der deutschen Autohersteller. Diese Autos haben schon seit langem asbestfreie Bremsbeläge.

Bei Asbest ist Krebsangst angebracht. In vielen, vielen anderen Beispielen ist sie es nicht. Sie werden von publicitysüchtigen Forschern in die Schlagzeilen gebracht. Denken wir nur an die Gruppe Heidelberger Wissenschaftler, für die das Biertrinken ein ernstes Gesundheitsrisiko darstellt. Sie haben entdeckt, daß bei der Bierherstellung Nitrosamine entstehen, die Krebs auslösen können. Zumindest bei Hund und Katze, bei Fisch und Vogel, bei Schlange und Affe. Der Heidelberger Forscher Dr. Rudolf Preußmann wagte sich sogar mit der Behauptung an die Öffentlichkeit, für ihn gehörten Nitrosamine »zu den stärksten Krebserzeugern, die wir kennen«. Der verunsicherte Bürger weiß aber inzwischen auch, daß erst 800 000 Liter Bier insgesamt etwa ein Gramm dieser Substanz enthalten. Er weiß überdies: Jeder menschliche Organismus produziert täglich selbst Nitrosamine – so wie er auch andere ebenfalls krebsverdächtige Substanzen erzeugt, allerdings in höchstwahrscheinlich völlig ungefährlicher Dosis. Die Nitrosamine zum Beispiel entstehen nach jeder Mahlzeit in unserem Magen. Hier müßten sich also verstärkt Tumore bilden. Genau das Gegenteil ist der Fall: Magenkrebs ist seit drei Jahrzehnten in allen europäischen Ländern auf dem Rückzug. Und dies trotz erwiesenermaßen deutlicher Zunahme chemischer Zusätze in unseren Nahrungsmitteln und trotz explosionsartigem Anstieg des Verbrauchs von schmerzstillenden Medikamenten, die laut Bundesgesundheitsamt ebenfalls ein mögliches Krebsrisiko darstellen.

Vor diesem Hintergrund von Schreckensmeldungen werden allzugern der Nachricht Schlagzeilen gewidmet: Die Krebssterblichkeit nimmt sei Jahrzehnten in fast allen Staaten der Welt deutlich zu.

Doch so einfach läßt sich dies nicht sagen. Zwei Thesen wetteifern diesbezüglich miteinander.

Die eine Forschungsrichtung nimmt an: Das Risiko, an Krebs zu erkranken, hat sich erhöht, weil die Faktoren zunehmen, die ihn auslösen oder verursachen können. Das Bundesministerium für Forschung und Technologie hat sich diese Überlegung zueigen gemacht. Vorbehaltlos heißt es in seinem Rahmenprogramm »Im Dienst der Gesundheit«, das 1976 veröffentlicht wurde: »Zu den Erkrankungen mit langen Vorschädigungszeiten gehören die bösartigen Neubildungen (Krebs). Die Ursachen sind noch weitgehend ungeklärt. Es kann jedoch davon ausgegangen werden, daß die Zunahme krebserzeugender Umweltsubstanzen und die Änderung von Lebensgewohnheiten, wie zum Beispiel Zigarettenrauchen und falsche Ernährung, eine wesentliche Rolle spielen können.«

Das heißt nichts anderes als: Wir leben in einer Welt voller Umweltgifte, denen wir nicht entgehen können. Schlimmer noch: Die Bedrohung wird immer größer.

Gegen diese amtliche Anerkennung einer gleichermaßen bedrückenden und aussichtslosen Situation laufen viele angesehene Krebsforscher Sturm. Sie sind der Meinung: »Die These von den Umweltgiften stimmt überhaupt nicht.«

Vielmehr glauben sie an eine ganz andere Theorie. Sie lautet: Die Krebsgefährdung jedes einzelnen ist seit Jahrzehnten unverändert gleich. Der Anstieg der Krebserkrankungen geht allein auf die erhöhte durchschnittliche Lebenserwartung zurück.

In seinen »Kritischen Bemerkungen zur Krebsstatistik« vergleicht der Wissenschaftler K. Freudenberg die Zahl der Krebstoten mit jeweils 100 000 Lebenden im Königreich Preußen, im Deutschen Reich und in der Bundesrepublik Deutschland. Also über mehrere Generationen hinweg. Er stieß auf eine bemerkenswerte Entwicklung: Im Laufe von mehr als sechzig Jahren hat sich in den Altersklassen bis zu ungefähr fünfzig Jahren die Krebssterblichkeit überhaupt kaum verändert. Im Lebensalter zwischen fünfzig und siebzig Jahren hat sie nur mäßig zugenommen; nach dem siebzigsten Lebensjahr jedoch sehr stark. Je älter die Menschen wurden, um so größer wurde ihr Risiko, an Krebs zu erkranken.

Diese Entwicklung war nicht für beide Geschlechter identisch. Im jeweils gleichen Alter ist der Anstieg der Krebssterblichkeit bei Frauen geringer als bei Männern, bisweilen geht bei ihnen das Krebsrisiko sogar zurück.

Andere Vergleiche sagen etwas ähnliches aus. In der Schweiz lag z.B. um 1909 die Krebs-Sterbeziffer der Frauen bei 11,7, die der Männer bei 12,1 Fällen auf jeweils 10000 Lebende. Diese Todesraten sanken bis zu den fünfziger Jahren auf 9,9 und 11,2 ab. Heute liegen sie bei 8,1 und 11,1 – das sind im Verlauf von zwei Generationen bei den Frauen um 25, bei den Männern um 10 Prozent weniger Krebstote.

Auch die Ursache für die unterschiedliche Entwicklung bei beiden Geschlechtern ist klar: Bei den Männern ist die Todesrate ab dem siebzigsten Lebensjahr deshalb so hoch, weil bei ihnen in diesem Jahrhundert der Lungenkrebs auffallend stark zugenommen hat.

Für den kritischen Forscher, den gewissenhaften Arzt und den mündigen Patienten lassen die Krebsstatistiken nur einen Schluß zu – und ich finde, mit dieser Erkenntnis läßt sich beruhigter leben: Die täglich wachsende Hysterie über angebliche Krebsgifte in der Luft, im Wasser und in der Nahrung ist völlig unbegründet. Es gibt nur einen einzigen Faktor, der unser Risiko allmählich erhöht, an Krebs zu erkranken, und das ist das wachsende Alter.

Unbestritten ist weiter: Die Chancen der Frauen, ohne Krebs und ohne Angst vor ihm alt zu werden, war noch nie so groß wie heute. Bei ihnen ist die Krebssterblichkeit bis zum siebzigsten Lebensjahr stark rückläufig, danach weniger stark. Bei den Männern hält dieser positive Trend insgesamt nur bis zum sechzigsten Lebensjahr an. Danach ist ein Teil von ihnen hauptsächlich durch die Zunahme an Lungenkrebs stärker bedroht.

Woher aber rührt diese Panikmache? Auch dafür gibt es eine Erklärung. In den meisten Ländern konzentriert sich die Krebsforschung auf die Bereiche Virologie, Immunologie und Biochemie. In Deutschland ist eindeutig die chemische Karzinogenese bevorzugt, die Suche nach Krebsgiften. Dieses Forschungsgebiet garantiert Schlagzeilen, und es garantiert den Forschern wissenschaftlichen Ruhm. Der Berliner Krebsforscher Professor Dr. Heinz Oeser schreibt darüber in seinem Buch »Krebs, Schicksal oder Verschulden?«: »Die Sucht nach chemischer Karzinogenese scheint also eine deutsche Eigenschaft zu sein.«

Diese Sucht beschwört eine ernste Gefahr herauf. Die Krebsforschung gerät in eine Sackgasse. Mit immer feineren Meßmethoden, mit immer besseren Apparaten werden immer mehr Substanzen entdeckt und verteufelt, die Krebs erzeugen. Die wahren Zusammenhänge bleiben verborgen.

Umweltgifte könnten drei menschliche Organe in Mitleidenschaft ziehen: Die Lunge, den Magen, den Darm. Sie spielen bei der Krebserkrankung der Frau eine untergeordnete Rolle. Drei von vier Tumoren treten bei ihr an anderen Stellen auf. Oder nehmen wir die sogenannten »Berufskrebse«. Das sind Erkrankungen, die überwiegend auf beruflichen Umgang mit krankmachenden Stoffen oder in krankmachender Umgebung zurückzuführen sind. Höchstens eine von hundert Krebserkrankungen läßt sich in diese Gruppe einordnen. Die übrigen 99 Prozent sind entstanden, ohne daß ein konzentriertes Risiko vorgelegen hat. Neueste Untersuchungen zeigen überdies, daß das Krebsrisiko am Arbeitsplatz kontinuierlich abnimmt. In vielen Unternehmen liegt die Krebstodesrate der Mitarbeiter und Pensionäre deutlich niedriger als in der Gesamtbevölkerung.

Ich persönlich halte unsere Umwelt für wesentlich weniger gefährlich als das, was ihre Verteufelung bewirkt. Immer wieder stoße ich bei vielen Menschen, mit denen ich zusammenkomme, auf die gleiche Angst: Daß Krebs der Preis ist, den wir für den technischen Fortschritt und den Mißbrauch der Natur bezahlen müssen.

Nicht jeden von uns bedroht Krebs von Geburt an gleich stark. Es ist bekannt, daß es eine erbbedingte Anlage für Krebs gibt. Seit langem ist statistisch nachgewiesen, daß Menschen, deren Vater oder Mutter, Großvater oder Großmutter Krebs hatten, mit einer höheren Wahrscheinlichkeit ebenfalls von dieser Krankheit heimgesucht werden. Aber wie immer bei Krebs, war selbst diese Behauptung nicht unbestritten. Es gab Wissenschaftler, die sagten: Die gleiche Ernährung, die langjährige Einrichtung der gleichen Umwelt könnten es sein, die bei bestimmten Familien das Krebsrisiko erhöht.

Zumindest einige Krebsarten sind mit hoher Wahrscheinlichkeit vererbbar oder zumindest anlagebedingt. Der Mainzer Kinderarzt und Krebsexperte Professor Dr. Peter Gutjahr nennt etwa hundert Erkrankungen und Mißbildungen, bei denen aus üblichen Gründen »eine erhöhte Krebsanfälligkeit zu erwarten ist«.

Besonders signifikant ist diese Erbanlage bei dem verhältnismäßig seltenen Netzhautkrebs. Wenn ein Elternteil an dieser Krankheit leidet, steigt das Risiko des Kindes, ebenfalls an Netzhautkrebs zu erkranken, um das Hundertausendfache!

Angehörige von Familien, in denen Krebserkrankungen schon im Kindesalter aufgetreten sind, müssen mit einem zwanzig- bis dreißigfachen Krebsrisiko rechnen. Und Familienangehörige, bei denen ein Elternteil an Krebs erkrankt ist, haben immerhin das dreifache Krebsrisiko zu tragen.

Aber es gibt noch eine andere physische Bedingtheit, die die Krebsgefahr für den einzelnen über den statistischen Durchschnitt erhöht. So erkranken zum Beispiel Menschen, die die Blutgruppe A haben, häufiger an Magen-, Darm- und Gebärmutterkrebs. Und Kinder, die ohne Regenbogenhaut des Auges geboren werden, tragen ein tausendmal höheres Risiko, Nierenkrebs zu bekommen, als normal zu erwarten wäre.

Diese Tatsachen lassen einige Krebsforscher zu der

Ansicht gelangen: Nicht die kanzerogenen Stoffe aus der Umwelt, sondern bestimmte Erbfaktoren lösen den Krebs aus.

Wie das geschieht, und wann eine Zelle krebsig entartet, kann keine noch so regelmäßige und gute Früherkennungsuntersuchung feststellen.

Mit Sicherheit liegt der Schlüssel zu dem »Erbfaktor Krebs« in den Chromosomen.

Gutjahr sagt: »Menschen, deren Chromosomen aus erblichen Gründen von der Norm abweichen, sind in erhöhtem Maße krebsanfällig.«

Aber es heißt nicht, daß sie immer krebsanfällig sind. Und Anfälligkeit heißt noch nicht Erkrankung.

Auch in diesem Fall sagt die Statistik nichts aus über das Schicksal des einzelnen. Wenn sich jedoch die Vererbungs- bzw. die Erbanfälligkeitstheorie bewahrheiten sollte, so kann das nur heißen, daß sich einerseits die Anfälligkeit, andererseits die Widerstandsfähigkeit der Zellen vererbt.

Damit hätte man dann auch zugleich eine Erklärung, warum bestimmte Tierarten, wie die schwarzen Bergschafe, fast nie, die Mäuse und Ratten aber besonders häufig Krebs bekommen.

Auch die Unterschiedlichkeit des Vorkommens bestimmter Krebsarten bei bestimmten Völkern könnte in der erbbedingten Anlage ihre Ursache haben. So erkranken zum Beispiel 25- bis 30jährige Schwarze in Amerika niemals an Hodenkrebs, die Weißen der gleichen Altersgruppe hingegen besonders häufig.

Beim Prostatakrebs hingegen ist das Verhältnis umgekehrt: Doppelt so viele alte Schwarze wie Weiße leiden unter dieser Krankheit.

Diese Beispiele ließen sich beinahe beliebig erweitern. Sie zeigen aber auch, daß die sogenannten Vorsorgeuntersuchungen, die jeden in einem bestimmten Alter nach einem bestimmten Schema behandeln, von geringem Wert sind. Die Heilungsquoten, die sich in den zehn Jahren, in denen diese Untersuchungen laufen, nicht verbessert haben, beweisen es.

Wenn es den erb- oder anlagebedingten Krebs gibt, dann müßten bestimmte Leute mit bestimmten Risiken nach bestimmten Methoden untersucht werden. Aber auch in diesem Falle gilt die Erkenntnis: Erst der Krebs, den man sieht oder fühlt, kann erkannt werden.

Was nun die zahllosen Tierversuche mit angeblich krebserzeugenden Substanzen angeht, haben sie nur in einem einzigen Fall zu einer Krebserkrankung geführt, die sonst in der Natur nicht vorkommt: Durch Bepinselung der Innenseite eines Kaninchenohrs mit Teer ist es gelungen, dort, wo sonst nie ein Tumor wächst, einen entstehen zu lassen.

Oft werden Versuchstiere mit einer Dosis mißhandelt, die dem Tausendfachen der Menge entspricht, die normalerweise in der Natur vorkommt. Wenn eines der Tiere sich dann krankhaft verändert, heißt es triumphierend im Versuchsbericht: »Entsprechende Wirkungen beim Menschen sind nicht auszuschließen.« Wie wir gesehen haben, macht diese Hysterie selbst vor Heiltees nicht mehr halt.

Professor Dr. Heinz Oeser weist darauf hin, daß die Labortiere Maus, Ratte und Hamster längst hochgezüchtet, wenn nicht sogar überzüchtet sind: »Derartige Inzuchtstämme können schon von sich aus bis zu 100 Prozent anfällig für das Auftreten von Geschwülsten sein.« Die Krebsforscher könnten es sich wesentlich einfacher machen. Sie bräuchten nur die Krebsanfälligkeit unserer Haustiere zu studieren. Humaner wäre dies obendrein.

Seit Jahren nimmt die Zahl der Krebserkrankungen auch bei den Tieren zu. Beim Schlachtvieh ist dieser Trend jedoch nicht zu beobachten. Diese Tiere erleben für gewöhnlich ihren Krebs nicht. Das Schwein etwa wird kurz nach Erreichen der Pubertät geschlachtet. Das Rind lebt selten länger als acht Jahre. Nur noch Hunde und Katzen, Pferde und die Tiere im Zoo leben lange genug. Den Fortschritt der Tierheilkunde und der verbesserten Pflege bezahlen unsere vierbeinigen Lieblinge mit einer neuen Palette von Alterskrankheiten. Am tierärztlichen Institut der Universität Zürich haben sich die bei Hunden beobachteten Krebsfälle in den letzten fünfzehn Jahren verdoppelt. Haben also diejenigen recht, die behaupten, unsere Umwelt werde immer giftiger? Offensichtlich nicht. Denn im selben Zeitraum hat sich auch das Durchschnittsalter der in Zürich behandelten sezierten Tiere mehr als verdoppelt. Viele andere Todesarten, die früher dominierten – Staupe, Nierenversagen, Verletzungen – spielen längst keine große Rolle mehr.

Einige Beobachtungen erscheinen besonders interessant:

* Katzen leben länger als Hunde. Sie erkranken auch später als diese an Krebs.
* Boxer sind relativ anfällig für Tumore. Wir wissen gleichzeitig, daß diese Hunderasse wegen einer Schwäche des Bindegewebes rascher altert. Auch diese Erkenntnisse deuten darauf hin, daß das vorzeitige oder natürliche Altern der einzelnen Organe im Krebsgeschehen eine wichtige Rolle spielt.

  Diese These wird nach Meinung namhafter Wissenschaftler auch durch eine dritte Erfahrung gestützt, selbst wenn sie auf den ersten Blick nichts mit dem Lebensalter des Menschen zu tun haben mag:
* Obwohl Katze und Hund die gleiche verschmutzte und mit vielen Giftstoffen versetzte Luft einatmen, kommen zwei ganz bestimmte Formen von Lungenkrebs bei ihnen nur selten vor. Es sind Karzinome, die normalerweise nur Menschen befallen, die stark rauchen.

Die Zigarette ist heute das Lustobjekt Nummer 1. Nicht nur für Raucher. Auch Krebs-Gift-Jäger greifen im Labor immer häufiger nach ihr. Sie ist seit langem als Killer erkannt. Allerdings ist die Gefahr des Rauchers, einem Herz-Kreislaufversagen zu erliegen, noch größer als das Risiko, an Lungenkrebs zu sterben. Statistisch ist der Krebstod des Rauchers längst eindeutig erkannt. Tabakrauch soll an sechs Prozent aller Todesfälle durch Krebs schuld sein. Männer sind davon sechsmal häufiger betroffen als Frauen. In Österreich, der Schweiz und der Bundesrepublik Deutschland ist die Todesrate durch Lungenkrebs bis zur Altersgruppe von vierundsechzig Jahren kontinuierlich rückläufig. Ab dem fünfundsechzigsten Lebensjahr steigt sie deutlich an. Dem Raucherkrebs fallen vor allem ältere Menschen zum Opfer. Der Verlust an Lebensjahren zum Beispiel durch Motorradunfälle, die ja vorwiegend junge Menschen betreffen, ist in jedem Industriestaat um ein Vielfaches höher. Dennoch sind jeder Meldung über einen Zusammenhang zwischen Rauchgenuß und Lungenkrebs seit Jahren Schlagzeilen sicher. Aber das verblüffend häufige Beispiel von starken Rauchern, die bis in ihr hohes Alter kerngesund bleiben, zeigt eines recht deutlich: Die Zigarette allein erhöht das Krebsrisiko keineswegs unausweichlich in jedem Fall.

Der Zigarettenrauch enthält mehr als zehntausend chemische Verbindungen. Welche davon als Krebsgifte die Menschen bedrohen, ist bis heute nicht mit Sicherheit erkannt. Ihr krankmachender Effekt betrifft außer den Atmungsorganen offensichtlich auch die Schleimhaut der Harnblase. So finden sich im Urin von Rauchern häufig Hinweise auf bakterielle Veränderungen. Laut den Krebsregistern von Dänemark, Norwegen und Schweden tritt bei jedem dritten Lungenkrebs zusätzlich ein Blasentumor auf.

Bei Lungenkrebs denkt heute jeder an den blauen Dunst als Ursache. Allerdings wird er nur für höchstens zwei Fünftel dieser Erkrankungen verantwortlich gemacht. Die Lunge des Menschen ist unser Frontorgan gegen die Umwelt. Täglich verarbeitet sie zehntausend bis zwanzigtausend Liter Sauerstoff. Welche Schadstoffkonzentration die Atemluft besitzen kann, wird uns erst deutlich, wenn wir uns die Technisierung unserer Umwelt in den letzten sechs Jahrzehnten vor Augen halten. Die Länge der Asphaltstraßen hat sich versechsfacht; der Benzinverbrauch stieg auf das Fünffache an; der Bedarf an Heizöl verdreifachte sich; die Zahl der Autos hat sich in der westlichen Welt seit 1920 verdreißigfacht. Schließlich stieg auch der Genuß von Zigaretten um das Zehnfache an. Allein in der Bundesrepublik liegt der Jahreskonsum heute über 130 Milliarden Stück. Summiert man alle diese Belastungen, der die menschliche Lunge in den letzten sechzig Jahren zunehmend ausgesetzt war, so entsteht eine nach oben zielende Kurve. An ihr ist eines verblüffend: Sie steigt genauso an wie die Kurve, die die Entwicklung des Lungenkrebses in diesem Zeitraum verdeutlicht.

Noch nicht berücksichtigt ist in diesem Vergleich die Belastung der Lunge durch moderne Baumaterialien. Viele Mauerziegel haben eine hohe Strahlung von Thorium und Radium. Viele Holzimprägniermittel halten zwar tatsächlich Ungeziefer und Feuchtigkeit fern, sondern aber jahre- und jahrzehntelang in unseren eigenen vier Wänden gesundheitsgefährdende Dämpfe ab.

Das Abwehrsystem unserer Atmungsorgane wird im großen und ganzen auch damit fertig. Die gesunde Lunge vermag 99 Prozent aller inhalierten Schadstoffe aus der Atemluft zurückzuhalten und auszustoßen. Nicht so die Lunge eines Rauchers. Wir wissen, daß sie nach zwanzig bis fünfundzwanzig Jahren starken Zigarettenkonsums weniger leistungsfähig ist, daß sie in erhöhtem Maße vom Krebsrisiko bedroht ist, und daß es ab einer bestimmten Tabakmenge keine Rolle spielt, ob Stumpen, Pfeife, Zigarre oder Zigaretten geraucht werden. Wir wissen ferner, daß Raucher dreiundvierzigmal häufiger an Lungenkrebs erkranken als Nichtraucher.

Aber wir wissen auch, daß es unzählige starke Raucher gibt, die ihr Leben lang gesund bleiben. So wie es Nichtraucher gibt, deren Lunge der Umweltbelastung auf Dauer nicht standhält. Und das sind mehr als man denkt.

Besonders bedroht ist offensichtlich der Sucht-Raucher. Er ist sich der Krebsgefährdung durchaus bewußt. Aber aus Streß, Unrast und Nervosität kann er nicht von der Droge Nikotin lassen. Nicht wenige Wissenschaftler glauben: Dieser Raucher-Typ ist schon von seiner Persönlichkeitsstruktur her dazu ausersehen, an Krebs zu erkranken. Ihm würde bei seiner Lebensweise vielleicht dasselbe Schicksal widerfahren, wenn er Nichtraucher wäre.

Besser dran ist der Spaß-Raucher. Er pafft aus Lust, aber nicht, weil sein Körper den Nikotin-Stoß benötigt. Er schafft es mitunter, nach Jahrzehnten noch, auf eine Zigarette zu verzichten. Stellt er tatsächlich das Rauchen ein, erholt sich seine Lunge innerhalb einiger Jahre beinahe völlig. Sein Krebsrisiko ist dann nicht mehr größer als das eines dauernden Nichtrauchers.

Solche Beispiele zeigen, daß Krebsgifte nicht automatisch Krebs erzeugen. Sie können Krebs auslösen, wenn bestimmte innere Voraussetzungen gegeben sind. Der Berliner Krebsforscher Professor Oeser sieht das so: Die Kanzerogene, also die Krebsgifte, entscheiden über das Organ, das am meisten bedroht ist. Beim Zigarettenrauch ist es zum Beispiel die Lunge. Aber erst ein innerer Faktor bestimmt, ob und wann die Krankheit tatsächlich ausbricht. Bei diesem Geschehen spielt das Alter offensichtlich die entscheidende Rolle. Und zwar Alter im biologischen Sinne. Unsere Geschlechtsdrüsen altern mit einer anderen Geschwindigkeit als unsere Haut. Ohne Zweifel besitzt unser Körper Abwehrmechanismen gegen Krebs. Vermutlich schwächen sie sich mit zunehmendem Alter ab. Aus Versuchen wissen wir: Das Zellgewebe junger Tiere zeigt gegenüber krebserregenden Substanzen einen deutlich größeren Widerstand. Träufelt man beispielsweise Benzpyren auf die Haut von Mäusen, so genügt bei älteren Tieren meist schon ein einmaliger Versuch, um dort Krebs entstehen zu lassen. Neugeborene Mäuse reagieren kaum darauf.

Auch beim Menschen sind die einzelnen Organe nicht von seiner Geburt bis zum Tode gleich stark gefährdet. Gehäuft tritt Krebs dort auf, wo ein Organ gerade Höchstleistungen zu erbringen hat, oder seinen Funktionsgipfel erreicht hat. So sind um das zehnte Lebensjahr herum der Krebs des zentralen Nervensystems, der Lymphdrüsen und die Leukämie eine für das Kind typische »Alterskrankheit«. Auch die Nieren sind in der Jugend stark bedroht. Knochengeschwülste treten massig gegen Ende des zweiten Lebensjahrzehnts auf, wenn das Längenwachstum abgeschlossen ist. Die Geschlechtsorgane des Mannes und der Frau sind gerade in der Höchstphase der Fortpflanzung zwischen dem fünfundzwanzigsten und dreißigsten Lebensjahr am meisten gefährdet. Die Haut, die Luftröhre, die Speiseröhre und die Lunge, die Brust, der Magen-Darm-Trakt erscheinen für gewöhnlich erst nach dem fünfzigsten Lebensjahr in den Krebsregistern. Sie haben jetzt als Abwehrorgane des, biologisch gesehen, alternden Organismus die Zeit ihrer stärksten Beanspruchung.

Daß frühzeitiges Altern die Krebsgefahr erhöht, wissen wir von der Haut. Bei übertriebener Sonneneinwirkung kann Lichtkrebs entstehen. Auch starke Raucher altern oft frühzeitig. Frauen, die regelmäßig zur Zigarette greifen, treten eher ins Klimakterium ein. Ich meine, daß verstärktes Altern die Lunge des Rauchers bedroht, nicht so sehr die Gifte im Zigarettenrauch. Entscheidend erscheint mir die verstärkte Anstrengung der Lunge zu sein, auch noch mit diesen Giftstoffen fertigzuwerden. Sie erlahmt aber oft frühzeitig. So bekommt der Krebs eine größere Chance.

Die Diskussion über Krebsgifte hat auch vor den Türen der Arztpraxen nicht Halt gemacht. Die Frage, wie gefährlich die medizinische Anwendung der Röntgenstrahlen ist, fehlt bei keinem Krebskongreß. Fast könnte man meinen, W.C. Röntgen habe 1895 mit der Entdekkung der X-Strahlen der Menschheit einen schlechten Dienst erwiesen. Bereits zehn Jahre später hat die erhöhte Häufigkeit von Hautkrebs an den Händen der Röntgen-Pioniere die Wissenschaft alarmiert. Maler von Leuchtzifferblättern waren die nächsten Opfer. Sie erkrankten fast unweigerlich an Lippenkrebs. Nicht nur wegen der radioaktiven Farben, die sie verwendeten, sondern auch wegen ihrer Gewohnheit, den Pinsel hin und wieder zwischen die Lippen zu nehmen.

Die Wissenschaft hält die medizinische Bestrahlung heute für mitschuldig an ein bis zwei Prozent aller Krebsfälle. Ob als Verursacher oder als Auslöser, darüber streiten sich die Gelehrten. Auch an dieser Front der Krebsforschung überwiegen die negativen Ergebnisse. Der Berliner Krebsforscher und Radiologe Professor Oeser bleibt davon unbeeindruckt: »Die fragliche Existenz eines Krebsrisikos durch die medizinische Strahlendisposition wird zur Existenzfrage von Institutionen, Kommissionen und Ausschüssen.«

Erwiesen ist: In diesem Jahrhundert hat sich die Strahlenbelastung zumindest verdoppelt. Das Krebsrisiko ist konstant geblieben. Eines hat die Diskussion darüber jedoch bewirkt: Kein gewissenhafter Arzt und kein kritischer Patient wird dem Einsatz von Röntgenstrahlen – vor allem dem mehrmaligen – ohne ausreichenden Anlaß zustimmen.

Die Sucht, immer mehr Umweltstoffe als Krebsgifte zu enttarnen, hat eine wichtige Erkenntnis verschleiert. Krebs nimmt mit dem Lebensalter stetig zu. Nach dem fünfundsechzigsten Lebensjahr treten aber auch andere Erkrankungen verstärkt als Todesursachen in Erscheinung – besonders die Erkrankungen des Herz-Kreislauf-Systems. Von diesem Zeitpunkt an wird der Anteil der Krebspatienten an der Gesamtzahl der Verstorbenen wieder geringer. Die Krebsforschung hat sich auf die falschen Fragen konzentriert. Ihre warnenden Erkenntnisse helfen uns nicht weiter. Niemand kann die Luft, die er atmet, die Nahrung, die er zu sich nimmt, das Bier, das er trinkt, wirklich frei von angeblich krebserregenden Substanzen halten. Aber jeder kann selbst dafür Sorge tragen, nicht frühzeitig zu altern. Wir können unseren Organen die Arbeit wesentlich erleichtern. Wer zum Beispiel Überernährung vermeidet, schont nicht nur den Magen-Darm-Bereich. Wir können aber auch mehr als bisher tun, um Organschäden frühzeitig zu entdecken und rechtzeitig zu beseitigen.

Die Abwehrmechanismen müssen unseren Körper nicht allein vor Krebsgiften von außen schützen. Ein mindestens ebenso entscheidender Kampf vollzieht sich gegen krebserregende Substanzen, die in unseren Organen selbst entstehen. Manche werden sogar von ihnen produziert – in unserem Magen sind es zum Beispiel die gleichen Nitrosamine, die den Genuß von Bier angeblich zum Gesundheitsrisiko machen.

Viel bedrohlicher sind jedoch die Gifte, die von kranken Mandeln und von kaputten Zähnen ausgehen. Es klingt unglaublich. Aber zwei Kölner Chefärzte haben es nachgewiesen: Einen schlimmen Krebsverursacher tragen wir oft in unserem eigenen Körper. Dieser Feind steckt im Hals. Oder im Kiefer.

Den beiden Professoren Dr. J. Matzker von der Kölner Hals-Nasen-Ohren-Klinik und Dr. H. Jentgens von der Lungenklinik der Stadt Köln war an 1415 Lungenkrebs-Patienten eine Besonderheit aufgefallen: So unterschiedlich die Erkrankten auch waren – Männer und Frauen, Junge und Alte, Raucher und Nichtraucher – beinahe jeder, genau 94 Prozent, hatte noch seine Mandeln.

Haben Mandeln also etwas mit Krebs zu tun? Ja. Aber wie immer, wenn es um diese rätselhafte Krankheit geht, sind die Zusammenhänge nicht sofort ersichtlich. Und schon gar nicht leicht zu verstehen.

Normalerweise sind die Mandeln wertvolle Kampforgane. Die wichtigsten sitzen im Rachen. Sie sind aggressive Gebilde aus etwa vierhundert Millionen Lymphzellen. Damit kann der Körper Giftstoffe in der Luft, im Wasser und in der Nahrung unschädlich machen. Beim gesunden Menschen sind diese Mandeln voll funktionsfähig. Aber das ist heute bereits die Ausnahme. Meist tragen die Krankheitserreger einen Sieg über dieses Abwehrsystem davon. Das merken Sie anfangs zum Beispiel daran, daß die Mandeln sich entzünden. Erst wenn diese Angina wieder ausgeheilt ist, üben die Lymphzellen der Mandeln ihre Abwehraufgabe wieder aus.

Oft aber kommt es schlimmer. Die krankhafte Veränderung der Mandel wird stärker und stärker. Bis sich das schwergeschädigte Zellgewebe schließlich matschigfaulig zersetzt. Jetzt kämpft die Mandel nicht mehr gegen die Gifte von draußen. Sie entzündet sich auch nicht mehr. Sie verkümmert, wird klein und flach. Das scheint sehr harmlos, ist es aber keineswegs. Mehr und mehr wird die Mandel zu einem Giftherd, der aus zwei Gründen besonders heimtückisch ist. Er erzeugt keinerlei Schmerzen mehr. Und er sitzt an einer Stelle, die mit dem gesamten Hals-Rachen-Lungen-Raum schicksalhaft verbunden ist. Die Schleimhäute dieser Region gehen direkt ineinander über. An den Mandeln vorbei führen unzählige Nervenfasern, die den Rachen mit der Brust, den Kopf mit dem restlichen Körper verbinden. Von den Mandeln selbst gehen haarfeine Gefäße in die Lunge über. Unweigerlich wird die Vergiftung der Mandel auf die benachbarten Organe übertragen. Mit jedem Atemzug, der an den Mandeln vorbei zur Lunge strömt, mit jedem Bissen, der die Speiseröhre passiert, werden ihre sich zersetzenden Zellen in die Lunge eingeschleust. Zuletzt geben die zerstörten Mandeln sogar eine Art Leichengift ab. Der Betroffene verspürt keinerlei Schmerz und hat keine Beschwerden. Die Mandeln sind ja bis an sein Lebensende nie mehr entzündet und werden für gewöhnlich vom Arzt auch nicht entfernt.

Die Professoren Matzker und Jentgens haben nachgewiesen, daß chronisch kranke Mandeln ein erhebliches Krebsrisiko sind. Das sagt auch die Statistik aus:

* Wer keine Mandeln hat, erkrankt so gut wie nie an Zungenkrebs.
* Wer keine Mandeln hat, hat zehnmal seltener Krebs der Luft- und Speisewege.
* Wer keine Mandeln hat, bleibt dreimal häufiger von Lungenkrebs verschont.

Alarmierend ist: Selbst bei Kindern kann sich der Schutzmechanismus der Mandeln bereits ins Gegenteil umkehren. Ein Kind, das seine Mandeln noch hat, lebt mit einem fünfmal höheren Risiko, an Blutkrebs, also Leukämie, zu erkranken. Immer vorausgesetzt, daß diese Mandeln nicht mehr funktionieren.

Und es sind nicht allein die Krankheitserreger und die Zersetzungsgifte, die beim Ausfall der Kampffunktionen der Mandeln den Körper belasten. Entzündete Mandeln schaden auch noch auf andere Weise. Sie strapazieren und binden hochwirksame Kräfte unseres Immunsystems. Denn jeder chronische Entzündungsherd setzt eine ganze Abwehrarmee in Alarmbereitschaft. Diese Immunkräfte fehlen dem Körper vielleicht anderswo. Möglicherweise sogar an der Krebsfront. Denn das ist erwiesen: Wenn Krankheiten nicht mehr ausgeheilt werden können, wenn sich unsere Abwehrkräfte erfolglos aufreiben, hat Krebs eine erhöhte Chance.

Ich halte deshalb die in unserem Körper entstehenden Störfelder und Gifte für mindestens ebenso krebsgefährdend wie alle angeblichen Krebserreger, die von außen kommen.

Viele Außenseiter der Krebsmedizin haben diese Bedrohung schon vor Jahren erkannt. Es ist mehr als zwei Jahrzehnte her, daß man dem Krebsarzt Dr. Josef Issels den Prozeß machen wollte, weil er unheilbar Kranke angeblich durch das Entfernen gesunder Organe auch noch quälte. Er hatte 2708 Krebskranken in seiner Klinik die Mandeln herausoperieren lassen. Jede einzelne war »matschig« oder »faulig«. Keine einzige war noch funktionstüchtig.

Ähnlich bedrohlich ist der Irrtum mit den toten Zähnen. Und genauso weit verbreitet. Tot nennen viele Zahnärzte heute noch einen Zahn, dessen Nerv gezogen und dessen Wurzelkanäle gefüllt werden. Aber so ein Zahn ist nicht tot, und harmlos ist er schon gar nicht. Zähne ohne Nerv, also ohne Nahrung und ohne Lebensimpulse, zersetzen sich. Auch sie erzeugen, wie funktionstote Mandeln, im Laufe von Jahrzehnten Leichengift. Wurzelreste irgendwo im Kieferbereich reagieren ähnlich. Durch haarfeine Risse im Zahn gelangt dieses Gift in unseren Körper – unaufhörlich und unbemerkt. Denn ein toter Zahn ohne Nerv schmerzt ja nicht mehr. Oft entstehen überdies chronische Giftherde irgendwo im Bereich des Kiefers. Eine Kettenreaktion setzt ein. Erst gehen unter diesen Giftwellen die Mandeln kaputt, dann andere Organe. Die Bedrohung für den Körper wird immer größer. Vermutlich können diese gefährlichen Substanzen in einem vorgeschädigten Organ sogar direkt Krebs verursachen.

Dem mündigen Patienten bleiben zwei Warnungen nicht erspart: Ein toter Zahn muß raus. Kaputte Mandeln ebenso.

Dr. Issels hat an mehr als sechstausend Krebskranken eindeutig erkannt:

- nur zwei von hundert hatten keine Giftherde im Kieferbereich;
- nur acht von hundert hatten noch gesunde Mandeln (dafür aber bereits ein schwergeschädigtes Gebiß);

* vier von fünf Krebskranken hatten beides – tote Zähne und sich zersetzende Mandeln.

Viele Kranke erholten sich merklich, wenn diese Giftherde beseitigt wurden. Schlagartig wird das Abwehrsystem so stark entlastet, daß Abwehrkräfte frei werden, um die Krebsgeschwulst zu bekämpfen. Es gibt Fälle, in denen sich nach einer Mandel- oder Kieferoperation sogar große Tumore wieder zurückgebildet haben.

Was für tote Zähne und kaputte Mandeln gilt, gilt im Prinzip für jeden chronischen Entzündungsherd. Er bleibt überall in unserem Körper zurück, wo eine Krankheit nicht richtig ausgeheilt wurde. Diese Herde verursachen permanent eine Störung unseres Immunsystems. Auch wenn diese Zusammenhänge noch nicht ausreichend erforscht sind, glaube ich doch: Hier liegt die Wurzel so mancher Krebsentstehung.

Der Leiter des Österreichischen Krebs-Forschungsinstituts, Professor Dr. Karl Wrba, hat diese Erkenntnis als einer der ersten auf seine Fahnen geschrieben: »Die Ausschaltung von Störfeldern und Herden ist Voraussetzung für die Verhütung und für die wirksame Behandlung von Krebs.«

Während die Wissenschaft weiterhin nach Krebsgiften in der Luft und in der Nahrung forscht, sollten Sie für sich registrieren: Es gibt also doch wirksame Maßnahmen, um das Krebsrisiko in uns selbst so gering wie möglich zu halten. Es hängt nicht zuletzt von uns selbst ab, ob wir die Entstehung von Krebszellen begünstigen und zulassen. Und es hängt auch von uns ab, wie wirksam sie bekämpft werden.

Viele übersehen dabei zwei ebenso wichtige Faktoren: Auch Kummer kann krank machen. Auch seelische Kräfte können uns heilen.

Manchmal wirken sie sogar Wunder.

4. Kapitel

Kummer-Krebs

Warum Traurigkeit,
Not und Sorgen uns krank machen.
Der Krebs, der aus der Seele kommt.
Die Seele, die den Krebs heilen kann.

Krebs ist immer ein Schock. Manchmal ist dieser Schock auch ein Segen. Die Frau, die diese Erfahrung machen sollte, war einundfünfzig. Ihr Mann war fleißig und tüchtig, ihre zwei Kinder standen schon mitten im Leben. Eigentlich hätte diese Frau zufrieden sein können. Sie war es aber nicht. Der Mann leitete die Programmierabteilung seiner Firma, machte häufig Überstunden und kam regelmäßig spät nach Hause. Die Tochter hatte vor einem halben Jahr geheiratet und war sehr weit weggezogen. Der Sohn studierte und war für die Mutter noch mehr aus der Welt: Bestenfalls ein-, zweimal im Jahr kam er noch nach Hause.

Eines morgens vor dem Spiegel im Badezimmer ertastete die Frau einen Knoten in der Brust. Ihr Mann nahm den Vormittag frei und begleitete sie zum Arzt. Eine Untersuchung bestätigte den schrecklichen Verdacht: In der linken Brust der Frau steckte ein kirschkerngroßer Knoten.

Das Leben der ganzen Familie änderte sich mit einem Schlag. Der Ehemann vereinbarte mit seinem Chef, daß er künftig um 17 Uhr heimfahren werde – das sei er seiner Frau schuldig. Die Tochter rief wenigstens einmal am Tag an, der Sohn schrieb häufig. Abwechselnd kam einer von ihnen auf Besuch und blieb übers Wochenende.

Noch ehe die Gewebeuntersuchungen abgeschlossen waren, ergab ein Röntgenbild der linken Brust einen unerwarteten Befund: Die Geschwulst hatte sich von selbst verkleinert! Die Ärzte verzichteten auf die vorgesehene Operation und bestrahlten weiterhin. Drei Wochen später war der Knoten völlig verschwunden.

Die Patientin war überglücklich. Jeder in ihrer Familie hatte ihr gezeigt, wie wichtig sie ihm letztendlich war. Die Zuneigung der anderen hatte ihr ungeheuren Auftrieb gegeben. Ihr Leben war wieder lebenswert geworden.

Als sie so offensichtlich von ihrem Krebs geheilt war, wandelte sich das Verhalten ihrer Angehörigen freilich wieder. Der Ehemann begann erneut, die Abende im Büro zu verbringen. Schließlich war er sehr tüchtig und nur schwer zu ersetzen. Die Tochter rief nicht mehr jeden Tag zu Hause an – schon wegen der hohen Telefonkosten. Der Sohn schrieb bloß noch ab und zu, dann hörte die Mutter lange nichts mehr von ihm.

Nach wenigen Wochen war wieder alles so wie immer. Und plötzlich war auch der Knoten in der linken Brust wieder da. Diesmal blieb der Frau eine Operation nicht erspart. Doch der Krebs war stärker. Sie starb nach kaum einem halben Jahr.

Können kranke Seelen Krebs hervorrufen? Der amerikanische Krebsarzt Dr. O. Carl Simonton ist davon überzeugt. Vor mehr als zehn Jahren lieferte ihm ein an Kehlkopfkrebs erkrankter achtundsechzig Jahre alter Mann den Beweis. Dr. Simonton arbeitete damals als Assistent in der Röntgenabteilung der medizinischen Fakultät der Universität von Oregon. Ihm war aufgefallen, daß seine Behandlung um so besser anschlug, je mehr er seine Patienten von ihrer Wirkung überzeugen konnte. Eines Tages begann er die tägliche Bestrahlung des Kehlkopf-Patienten mit einer mentalen Übung. Der Kranke sollte sich einmal vorstellen, was die Strahlen in seinem krebsverseuchten Körper bewirkten: Strom aus winzigen Kugeln voll Energie überfluteten alle Zellen des Körpers, die gesunden wie die kranken. Die gesunden Zellen blieben von ihnen unberührt, nicht aber die kranken, schwachen, verirrten. Sie würden vernichtet. Nun traten die weißen Blutkörperchen in Erscheinung, die körpereigenen Abwehrzellen. Ähnlich einem

Schwarm fleischfressender Fische fielen sie über die absterbenden oder toten Krebszellen her und schwemmten sie über Leber und Nieren aus dem Körper. Zuletzt mußte sich der Patient nach der Behandlung vorstellen, wie seine Krebsgeschwulst ein wenig kleiner geworden war und seine Gesundheit langsam wieder in den Körper zurückströmte.

Das Ergebnis dieser Bemühungen übertraf alle Erwartungen. Dr. Simonton berichtete: »Innerhalb von zwei Wochen war die Geschwulst merklich geschwunden, und der Mann gewann kontinuierlich an Gewicht.«

Was er eigentlich per Zufall begonnen hatte, führte Dr. Simonton nun systematisch weiter. Er entwickelte ein spezielles Psycho-Programm für Krebskranke. Er hatte damals eine junge Wissenschaftlerin kennengelernt, Stephanie Matthews. Sie studierte motivierende Psychologie. Als er ihr von seinen Erfahrungen berichtete, half sie ihm, optimale Anweisungen zur Beeinflussung des Denkens Krebskranker zu entwickeln. Heute ist sie seine beste Mitarbeiterin und seine Ehefrau.

Das Wichtigste bei diesem Psychoprogramm ist das von Arzt und Patient angestrebte Ziel: ein Verkleinern oder gar Verschwinden der Geschwulst. Dr. Simonton erinnert sich: »Ich war bald überzeugt – indem wir die Einstellung des Patienten zu seiner Krankheit verbesserten, verbesserten wir auch seine Fähigkeit, seinen Krebs zu attackieren.«

Heute führt der Arzt mit seiner Frau eine Krebspraxis in Fort Worth, Texas. Oder sie reisen als vielgefragte Dozenten durch die Vereinigten Staaten. Mehr als fünfhundert Krankenschwestern, Psychologen, Psychiater, Ärzte und Sozialhelfer in den Vereinigten Staaten arbeiten heute nach den Methoden von Dr. O. Carl Simonton.

Seine Vorstellung ist auch wirklich faszinierend. Er ist überzeugt, daß psychische Kräfte bei der Bekämpfung von Krebs die besten Heilmittel sind. Doch es gibt auch eine Kehrseite der Medaille. Dr. Simonton hat keinen Zweifel daran, daß negative Gedanken und Gefühle auch beim Entstehen der Krebsgeschwulst die entscheidende Rolle spielen. Er sagt: »Krebs gedeiht nur in einem Klima von Depression und Verzweiflung.« Er glaubt, daß erst die tödliche Mischung aus persönlichem Versagen und enttäuschungsreichem Leben einer Krankheit wie dem Krebs erlauben, auszubrechen und einen Organismus zu besiegen.

Seit zehn Jahren stellt sich Dr. Simonton bei jedem Patienten auch die Frage, warum gerade er an Krebs erkrankt ist. Heute glaubt er, jene ganz bestimmten Eigenschaften erkannt zu haben, die den einen oder anderen unter uns besonders anfällig für diese Krankheit machen: »Erstens die Angewohnheit, seine Gefühle zu verbergen. Zweitens die Unfähigkeit zu vergeben. Drittens ein Hang zum Selbstmitleid. Viertens die Unfähigkeit, eine enge und wertvolle Beziehung zu jemandem aufzubauen und über lange Zeit zu behalten. Und fünftens ein sehr unterentwickeltes oder gar fehlendes Selbstvertrauen.«

Dr. Simonton hat herausgefunden, daß Menschen mit diesen Eigenschaften normalerweise nicht imstande sind, Schicksalsschläge hinzunehmen und mit ihnen fertigzuwerden. Dem Arzt war in der Vorgeschichte aller seiner Patienten eines aufgefallen: Fast jeder hatte einen sehr schweren Verlust zu ertragen. Meistens war es der Verlust einer geliebten Person. Es konnte aber auch eine Kündigung sein oder eine andere einschneidende Lebensveränderung.

Die für Krebs besonders anfällige Person begegnet einem solchen Schicksalsschlag häufig mit dem Gefühl totaler Hoffnungs- und Hilflosigkeit. Oft gesteht der Betroffene seine Nöte sich selbst oder anderen nicht einmal ein. Er setzt ein fröhliches Gesicht auf und leugnet jedes Problem. Er verwendet all seine Energie darauf, diese Fassade aufrechtzuerhalten.

Die Gefahr ist groß, daß ein solcher Mensch ein halbes Jahr bis eineinhalb Jahre danach an Krebs erkrankt.

Welcher Mechanismus das ermöglicht, darüber streiten sich die Gelehrten noch. Vielleicht deshalb, weil der Depressive seine Kräfte braucht, um sich seine Gefühle nicht anmerken zu lassen. Vielleicht aber auch, weil Streß hormonelles Ungleichgewicht erzeugt. Dies schwächt, wie man aus Tierversuchen weiß, die Abwehrkräfte kolossal.

An diesem Punkt setzt das mentale Training von Dr. Carl Simonton ein. »Niemand von uns«, so die Erfahrung des Arztes, »bekommt Krebs aus heiterem Himmel.«

Gerade deshalb ist er von seiner Therapie überzeugt. Wenn unsere Gefühle eine wichtige Rolle beim Entstehen dieser Krankheit spielen, müssen sie auch bei ihrer Heilung entscheidend sein. Dazu ein Beispiel: Zwei fast gleichaltrige Männer hatten seit einem Jahr Lungenkrebs. Sie reagierten völlig unterschiedlich darauf. Der eine ging weiterhin ins Büro. Er widmete seiner Familie mehr Zeit als bisher. Er nahm, mußte er verreisen, seine Frau mit. Er interessierte sich plötzlich für alltägliche Dinge, die er sonst nie beachtet hatte – zum Beispiel für einen Baum, der von Tag zu Tag mehr aufblühte. Und er fühlte sich immer besser.

Der andere war das genaue Gegenteil. Er gab von einem Tag auf den anderen seinen Beruf auf und ging nicht einmal mehr zum Fischen, was ihm vorher so viel Freude bereitet hatte. Er saß nur noch vor dem Fernseher und schluckte schmerzstillende Medikamente. Ständig dachte er ans Sterben, und es ging zusehends mit ihm bergab.

Noch etwas hat das Ehepaar Simonton herausgefunden: Nicht wenige Menschen »erlauben« ihrem Körper förmlich, krank zu werden. Sie wollen so die Fürsorge, die Liebe, die Anteilnahme anderer erschwindeln oder zurückgewinnen. Denken wir nur an all das, was die Patientin am Anfang dieses Kapitels ihrem Krebs »verdankte«.

Und noch etwas scheint Dr. Simonton und seiner Heilmethode recht zu geben. Die Krebsbedrohung ist nicht ein Leben lang gleich groß. Dr. Simonton hat sieben gefährliche Phasen ermittelt.

* In den ersten zwölf Monaten, wenn das Neugeborene Liebe und Wärme besonders braucht.
* Zwischen dem dritten und achten Lebensjahr, wenn das Kind sich im Kindergarten oder in der Schule ohne die Hilfe der Eltern bewähren muß.
* In der schwierigen Phase der Pubertät.
* Nach dem Schulabschluß, wenn das Berufsleben beginnt.
* Um das fünfundvierzigste Lebensjahr, im Anschluß an die Mid-Life-Crisis.
* Wenn mit der Pensionierung ein Gefühl des Überflüssigseins entsteht.
* Nach dem fünfundsiebzigsten Lebensjahr, wenn die Probleme des Alters immer drückender werden und der Tod wie eine Erlösung scheint.

Dr. Simonton gibt seinen Patienten zur Selbstbehandlung daheim Tonbandkassetten mit. Sie enthalten Übungen zur Entspannung und ein Programm, das dem Krebskranken zu einer Vision von seiner Heilung verhelfen soll. Für besonders wirkungsvoll hält der Arzt folgende Vorstellung: Die weißen Blutkörperchen werden durch Chemotherapie in winzige, aber gefräßige Haie verwandelt, die durch die Blutgefäße patrouillieren. Die Krebszellen soll sich der Patient als graue, verängstigte kleine Fische denken, auf die sich die Blutkörperchen-Haie stürzen und sie mit ihren spitzen, langen Zähnen attackieren.

Dr. Simonton hat sich in den letzten Jahren darauf konzentriert, andere, die ebenfalls mit Krebskranken zu tun haben, auf sein Programm einzuschwören. Er selbst hat relativ wenige Kranke behandelt. Dennoch darf er heute von sich behaupten, mit seiner Methode Hunderten ein längeres Leben geschenkt zu haben. Viele hat er aber auch trotz allem sterben sehen. Er sagt: »Wir kennen noch nicht alle Antworten. Aber wenigstens stellen wir schon die richtigen Fragen.«

Die Frage, ob die Psyche Krebs erzeugen kann, hat in den vergangenen drei Jahrzehnten viele Wissenschaftler beschäftigt. Der Heidelberger Sozialforscher Dr. Ronald Grossarth-Maticek sieht die Zusammenhänge viel weniger kompliziert. Er stellt sich den Krebstypus als einen Menschen vor, dessen Liebesbedürfnis ungestillt bleibt, der weniger auf seine Gesundheit achtet als andere, der mehr raucht, trinkt und wahrscheinlich seinen Körper auch mit mehr Medikamenten als normal belastet. Dazu kommt vielleicht noch das Ignorieren erster Warnzeichen. Dieser Typus neigt zur Selbstaufgabe. Seine Abwehrkräfte sind letztlich auf null.

Auch der Medizinkritiker Professor Dr. Julius Hackethal ist davon überzeugt, daß am Krebs »immer Körper, Geist und Seele beteiligt sind. Wobei seelische Störungen als Krebsursache beim Menschen höchstwahrscheinlich eine wirklich alles andere überragende Bedeutung haben.« Das würde heißen: Nur Unglückliche bekommen Krebs. Aber das stimmt ebensowenig wie die Annahme, nur Kettenraucher riskierten ihre Gesundheit.

Diskutiert wird heute dennoch schon die Möglichkeit einer neuen Form der Krebsvorsorge – durch Fragebögen. Mit ihrer Hilfe sollen psychisch Gefährdete ermittelt werden. Sie sollen künftig auf Kosten der Krankenkassen von Verhaltenstherapeuten so positiv beeinflußt werden, daß Krebs bei ihnen keine größere Chance hat als bei anderen auch.

Vielleicht kann künftig mehr Humor in unserem Leben tatsächlich manchen Krebs verhüten. Ganz sicher kann Optimismus und Lebensfreude jedem von uns helfen, eine solche Prüfung besser zu meistern. Das hat auch eine Studie der Universitäts-Frauenklinik Erlangen an 137 Brustkrebs-Patientinnen gezeigt: Wer sich nach seiner Operation kämpferisch-aggressiv mit seiner Krankheit auseinandersetzt, lebt für gewöhnlich länger als jene Krebspatienten, die sich mutlos in sich selbst zurückziehen.

Oder, wie Dr. Simonton es formuliert: »Hoffnung kann lebensrettend sein.«

5. Kapitel

Die Krebs-Diät

Warum die Mormonen so
selten Krebs bekommen.
Eine Waffe gegen den Krebs:
Messer und Gabel.
Man kann den Tumor zwingen,
sich selbst zu verzehren.

Es gibt einen Weg, das eigene Krebsrisiko entscheidend zu verringern. Ob alt oder jung, ob arm oder reich, jeder kann diesen Weg gehen, und jeder kann schon heute damit beginnen.

Fast möchte ich sagen: Es ist eine verblüffend einfache Methode. Und gerade daran scheint es zu liegen, daß sie sich nur ganz allmählich durchsetzt.

Seit Jahr und Tag werden die Nachrichten von der Krebsfront immer detaillierter und immer unverständlicher. Krebs – das ist ein so kompliziertes Geschehen, daß selbst die Ärzte kaum noch den Erkenntnissen der vielen tausend Krebsforscher in aller Welt folgen können. Ganz naheliegende Überlegungen werden dabei offensichtlich weitgehend verdrängt. Machen Sie diesen Fehler nicht auch.

Ich will Ihnen von einer religiösen Sekte erzählen. Wir alle können von ihr eines lernen: Wie man es möglichst vermeidet, an Krebs zu erkranken.

Ich meine die Mormonen. Es sind mehr als vier Millionen Männer und Frauen in aller Welt, hauptsächlich in den Vereinigten Staaten, die sich zu ganz sonderbaren und strengen Lebensregeln bekennen. Wenn Sie mich fragen: Ich wollte nicht danach leben. Allerdings ist eines beeindruckend: Mormonen sind gesünder als die meisten ihrer Mitmenschen. Sie leben länger. Sie erkranken seltener – seltener vor allem an Krebs. Das kann kein Zufall sein.

Die Frage liegt auf der Hand: Was machen Mormonen besser, wenn es darum geht, Krankheiten zu vermeiden?

Erst im Jahre 1979 hat ein kalifornischer Wissenschaftler begonnen, das gesunde Leben der Mormonen zu untersuchen und medizinisch zu erklären. Erste Ergebnisse seiner Studien liegen vor. Sie sollten uns zu denken geben.

Mark Twain sagte einmal über die Mormonen: »Lediglich die preußische Armee ist noch straffer organisiert.« Tatsächlich sind die Gesetze dieser Freikirche nicht jedermanns Sache. Sie gehen auf Erkenntnisse zurück, die einem jüdischen Propheten namens Lehi zugeschrieben werden.

Er soll zwei Jahrtausende vor der Entdeckung Amerikas durch Columbus in die Neue Welt gekommen sein. In der Salzwüste von Utah scharte der Prophet Jünger um sich und lehrte sie: »Der menschliche Körper ist geweiht – er ist ein Tabernakel des Heiligen Geistes. Es ist deine allerhöchste Pflicht, den Körper zur Blüte zu führen, ihn zu bewahren und vor Verschmutzung und Ausschweifung zu schützen.«

In einer Welt von Wohlstand und Überfluß, von Genußsucht und Verschwendung, sind die Stätten der Mormonen wie Oasen aus der Vergangenheit. Die Kleidung ihrer Anhänger ist so züchtig wie vor hundert Jahren. Es gibt keine engen Jeans, keine durchsichtigen Blusen, es gibt keine langen Mähnen und keine Bärte. Das höchste Ziel der Mormonen ist die Nächstenliebe. Ihr Wohlfahrtssystem ist ohne Beispiel. Die Sekte zählt heute in Amerika zu den einflußreichsten Institutionen. Jeder Mormone – es versteht sich, daß bei ihnen Fleiß und Hingabe einen großen Stellenwert besitzen – führt ein Zehntel seines Einkommens an seinen Kirchenvorsteher ab. Allein in den USA fließen dieser Sekte auf diese Weise täglich mehrere Millionen Dollar zu. Die Freikirche der Mormonen besitzt Banken, Fernseh- und Rundfunksender, Universitäten, Krankenhäuser, Hotels und Motels, Zeitungen und Zeitschriften, riesige Farmen und perfekt organisierte Fabrikationsbetriebe. Salt Lake City, von den Mormonen in der einst kargen Landschaft

Utahs gegründet, ist heute eine blühende Großstadt. So modern sie auch anmuten mag – die Zeit scheint hier stehengeblieben zu sein. Die Regeln, nach denen die Mormonen leben, hält unsereiner kaum noch für möglich. Nicht allein ihre Führer halten sich daran, sondern auch der allergrößte Teil ihrer vier Millionen Mitglieder. So gibt es bei ihnen keinen außerehelichen Sex, keine Antibaby-Pille, keine Scheidung. Sie haben der Sünde abgeschworen. Sie heiraten früh, und in jeder Familie wachsen im Durchschnitt vier Kinder heran. Wenn ein junger Mormone mit einem Alter von zwanzig Jahren zu einer vierundzwanzig Monate währenden Predigerreise durch andere Länder aufbricht, trägt er unter seiner Kleidung ein dickes Unterhemd und Wäsche aus fester Schafwolle bis zu den Knien – wie eine Art Panzer, ohne den er sich nicht unter die anderen, die lebenslustigen Zeitgenossen wagen darf.

Lächeln wir nicht über diese Menschen. Eines haben sie den meisten von uns voraus: eine beispiellose Gesundheit. Ihre Zähne bleiben strahlend weiß bis ins hohe Alter, Karies kennt man unter den Mormonen nicht. Ihre Haut ist elastisch, gut durchblutet und fast faltenlos, ihre Körperhaltung aufrecht. Die Frauen, die mehrere Kinder zur Welt gebracht haben, strotzen vor Gesundheit. Und glücklich scheinen sie alle obendrein zu sein.

Mormonen sind sicherlich bei jeder Lebensversicherungsgesellschaft besonders willkommene Kunden. Krankheiten treten bei ihnen generell seltener auf als bei ihren amerikanischen Mitmenschen. Hohes Alter ist hier geradezu der Normalfall. Das hat vermutlich am allerwenigsten mit ihrer Abkehr von allem, was für sie Sünde ist, zu tun. Wohl aber sehr viel mit der Ernährung, der sie sich verschrieben haben. Hier wirkt sich die kirchliche Vorschrift zur Mäßigung im Alltag ebenso nachhaltig aus wie der Ruf nach Sitte und Reinheit.

Ihre strengen Regeln, »Worte der Weisheit« genannt,

verbieten den Mormonen Alkohol, Kaffee, Tee – und jeder aufrechte Anhänger dieser Sekte wird diese Genußmittel ebenso meiden wie Tabak. Der Prophet Lehi verbot ihnen überdies übertriebenen Fleischgenuß und schrieb hauptsächlich pflanzliche Ernährung vor. So verzichtet heute die durchschnittliche Mormonenfamilie an mehreren Tagen in der Woche auf Fleisch, Geflügel oder Fisch. Dafür kommen entsprechend häufig Salate, Gemüse, Früchte und Milchprodukte auf den Tisch. Jeder Dritte nimmt regelmäßig Kleie zu sich – schon deshalb, weil das Getreidekorn vollständig vermahlen und das Mehl nicht nur als armseliger Auszug verwendet wird. Darüber hinaus meiden Mormonen weißen Zucker, gesüßte Fruchtsäfte, und selbst das amerikanische Nationalgetränk Coca Cola ist eine Art Grenzfall. Süßigkeiten und die meisten Produkte der Nahrungsmittelindustrie, von den Keksen bis zu den Fertigmenüs, werden ebenso abgelehnt. Nicht genug damit: Jeder Mormone ist verpflichtet, einmal im Monat einen Sonntag als Halbfastentag zu begehen. Er streicht dann nach eigener Wahl zwei der drei Mahlzeiten.

Es ist mir unverständlich, warum ein Heer von Wissenschaftlern jahrzehntelang keinen Gedanken auf die Frage verschwendet hat, ob die Millionenschar der Mormonen, deren Lebensweise sich so grundlegend von der unseren unterscheidet, genauso von Krebs bedroht ist wie der Durchschnittsamerikaner, wie jeder andere Wohlstandsbürger auch. Zum Glück hatte wenigstens der Universitätsprofessor Dr. James E. Enstrom vom Public Health Center for Health Sciences der Universität Kalifornien vor zwei Jahren die Idee, diese Frage einmal zu untersuchen. Im April 1981 hat er der amerikanischen Ärzteschaft beim vierten Symposium über Verhütung und Entdeckung von Krebs Ergebnisse vorgetragen, die wirklich sensationell sind.

Urteilen Sie selbst: Mormonen, die sich an ihre eigenartigen Lebensregeln halten, haben eine wesentlich geringere Sterberate als vergleichbare Bevölkerungsgruppen. Die Wahrscheinlichkeit, schon zwischen dem fünfunddreißigsten und vierundsechzigsten Lebensjahr zu sterben, ist sogar um 66 Prozent geringer. Bei Männern in dieser Lebensphase wurden 60 Prozent weniger Fälle von Krebs verzeichnet. Lungenkrebs ist für den nichtrauchenden Mormonen wirklich kein Schreckgespenst: Die Zahl der registrierten Fälle liegt beinahe um 80 Prozent unter dem amerikanischen Durchschnitt. Dickdarmkrebs kommt bei Männern um 30 Prozent, bei Frauen um 40 Prozent seltener vor. Die Gesamttodesrate unter den Krebsopfern der Mormonen liegt mehr als 50 Prozent unter jener aller weißen amerikanischen Männer.

Universitätsprofessor Dr. James E. Enstrom rief in seinem Vortrag aus: »Mormone müßte man sein.« Seine Untersuchung basiert auf Zahlen, die in den Jahren von 1960 bis 1975 von der Kirche gewonnen wurden. Die durchschnittliche Lebenserwartung eines Mormonen, der das fünfunddreißigste Lebensjahr erreicht hat – also weder einer Kinderkrankheit noch einem frühen Verkehrsunfall zum Opfer gefallen ist – beträgt stolze achtzig Jahre. Er lebt damit um acht Jahre länger als der weiße Durchschnittsamerikaner. Noch genauer: Ihn erwarten fünf Jahre mehr als jeden weißen nichtrauchenden, und sogar zwölf Jahre mehr als jeden weißen rauchenden Amerikaner.

Wie ist das zu erklären?

Man kann davon ausgehen, daß Fragen der Moral, der Kleidung, der Frisur kaum eine Rolle spielen. Auch sportliche Betätigung scheidet als Erklärung für die geringe Krebsanfälligkeit der Mormonen aus. Die Anhänger dieser religiösen Sekte sind vom Tennis-, Golf- und Joggingfieber gleich stark erfaßt wie andere Amerikaner auch. Bleibt eigentlich nur die Vermutung, daß es die Ernährung ist, die ihr Krebsrisiko so drastisch verringert.

Die Wissenschaft kennt für diese Theorie noch weitere Beispiele. Das verblüffendste liefern japanische Einwanderer in die Vereinigten Staaten.

Die Krebsgefahr in Japan unterscheidet sich grundlegend von der in den USA. Im Land der aufgehenden Sonne ist die Häufigkeit von Magenkrebs auffallend groß. Brustkrebs und Darmkrebs kommen hingegen relativ selten vor. Quer durch den nordamerikanischen Kontinent ergibt die Krankheitsstatistik ein wesentlich anderes Bild. Hier stellt, wie in vielen westlichen Wohlstandsländern, der Krebsbefall der Brust und des Darms eine große Bedrohung dar. Magenkrebs ist hingegen relativ selten.

Diesen Unterschied hat man untersucht. Hat vielleicht das japanische Volk in generationenlanger Entwicklung eine gewisse Anfälligkeit des Magens und eine beachtliche Widerstandsfähigkeit von Brust und Darm gegen den Ausbruch einer Krebserkrankung geerbt?

Wohl nicht. Denn dann würde ihr Krebsrisiko wohl unverändert bleiben, egal wo Japaner leben. Das ist jedoch nicht der Fall.

Innerhalb weniger Jahre nach ihrer Auswanderung paßt sich die gesundheitliche Entwicklung der Japaner, die ihre Heimat verlassen haben, den Verhältnissen in ihrem neuen Gastland an. So sind sie auf einmal weniger stark als bisher von Magenkrebs bedroht. Aber dafür häufiger von einer Krebserkrankung der Brust und des Darms. Das Tempo dieser Entwicklung wird davon bestimmt, wie schnell sie den Lebensstil ihres Gastlandes übernehmen. Das hat eine eingehende Untersuchung von Japanern, die nach Hawaii ausgewandert sind, zweifelsfrei ergeben.

Auch in diesem Beispiel kommt nur die Ernährung als jener Faktor in Frage, der – in Japan wie in den Vereinigten Staaten – das Krebsrisiko trägt.

Was in diesen beiden Ländern auf den Tisch kommt, ist auch unterschiedlich genug. Japaner essen fast 70 Prozent weniger Fett, 5 Prozent weniger Proteine, und ihre tägliche Nahrung enthält erheblich mehr Faseranteil als die der amerikanischen Küche. Japaner nehmen insgesamt weniger Kalorien zu sich. Und mehr als die Hälfte davon in Form von Reis. Zum Beispiel als Bällchen, die sie glashart backen oder über Holzkohlenfeuer fast schwarz grillen und mit scharfen Saucen und Pasten würzen. Daß das dem Magen zu schaffen macht, ist verständlich.

Was aber war bei den Tausenden von Japanern anders, die sich im US-Bundesstaat Hawaii niedergelassen und dort ein zweites Leben angefangen haben? Sie nahmen wesentlich mehr Fett zu sich als bisher, wesentlich mehr Zucker, sie backten und grillten weniger. Und je mehr sie sich dem amerikanischen Way-of-Life angepaßt hatten, desto weniger unterschieden sie sich auch in ihren Krankheiten von den neuen Nachbarn. Anfangs hat man die neue Umwelt dafür verantwortlich gemacht. Das war nicht stichhaltig. Die Amerikaner leiden zwar unter verschmutzter Luft und verunreinigtem Wasser, Acker- und Weideland sind mit Chemie verseucht. Aber in ihrem heimatlichen Wirtschaftswunderland waren die Japaner noch Schlimmeres gewöhnt.

Außerdem – denken wir an die Mormonen. Sie sind der beste Beweis dafür, daß man auch in einem hochindustrialisierten Wohlfahrtsstaat gesund leben kann. Und noch eines zeigen sie: Man muß nicht als Mormone geboren und im Sinne ihrer Religion erzogen sein. Männer und Frauen, die erst als Erwachsene zu diesem Glauben übergetreten sind, unterscheiden sich in ihrem Krebsrisiko schon wenige Jahre später kaum von dem gebürtiger Mormonen. Wie Menschen, die von einem Land in ein anderes auswandern, haben sie mit dem Wechsel in einen neuen Lebensstil auch die Ausgangsbasis für Gesundheit und Krankheit verändert.

Mormonen und Japaner zeigen das gleiche Phänomen. Jeder von uns kann jeden Tag damit beginnen, etwas Entscheidendes für seine Gesundheit zu tun.

Ich habe Ihnen deshalb so ausführlich von Mormonen und Japanern erzählt, damit Sie jetzt die volle Bedeutung einer Erkenntnis verstehen können, die von dem angesehenen Krebsforscher Professor Dr. Werner Zabel stammt.

Es genügt ein einziger Satz, auf den dieser erfahrene Arzt nachdrücklich hinweist: »Ich habe noch keinen einzigen Patienten mit Krebs gesehen, welcher Art auch immer, dessen Darm nicht schwer gestört war.« Der Berchtesgadener Arzt gehört zu den wenigen, die sich ausführlich mit den Ernährungsempfehlungen für Krebskranke befaßt haben. Nun wissen wir, daß fast jede Krebserkrankung bei Erwachsenen viele Jahre braucht, ehe sie ausbricht. Ich bin deshalb der Auffassung: Die Diät, die Krebsspezialisten den Kranken empfehlen, gilt im Prinzip auch schon für Gesunde.

Es ist bekannt, daß jeder seine Gesundheit risikiert, der zuviel ißt. Schon die Ärzte der Antike wußten: »Von einem Viertel dessen, was die Menschen essen, leben sie selbst. Von den restlichen drei Vierteln leben die Ärzte« ... Oder, um an eine Weisheit der Asiaten zu erinnern: »Was einer ißt, das ist er.«

Wie viele Milliarden an Kosten allein in der Bundesrepublik Deutschland durch falsche Ernährung entstehen, ist ziemlich genau bekannt: Man schätzt sie auf 23 Milliarden Mark. »Angesichts dieser horrenden Summen«, schreibt die angesehene Neue Zürcher Zeitung, »ist es erstaunlich, daß sich die wissenschaftliche Forschung nur mühsam der Zusammenhänge zwischen mangelhafter Fehlernährung und ihren Ursachen und Folgen anzunehmen beginnt.«

Die wichtigsten Erkenntnisse gibt es bereits. Sie werden aber kaum verbreitet, sie werden kaum geglaubt, sie werden kaum befolgt.

Wir wissen: Falsche Ernährung ist ab einem gewissen Grad ein wichtiger Faktor bei der Entstehung oder beim Nichtverhindern schwerer Krankheiten. Der Herzinfarkt gehört dazu, alle Erkrankungen des Magen- und Darmbereichs. Ganz sicherlich auch die Zuckerkrankheit.

Mehr und mehr Anzeichen lassen befürchten, daß gewisse Ernährungsexzesse auch beim Krebsgeschehen eine Schlüsselrolle spielen. Einmal weil der Organismus durch solche Belastungen in seiner lebenswichtigen Rolle als Wächter über die körpereigenen Krebszellen versagt. Zum anderen, weil ein vom Krebs befallener Organismus den wuchernden Feind auch noch mit genau jenen Aufbaustoffen versorgt, die die Vermehrung der krankhaften Zellen vorantreiben.

Wir wissen weiter: Jeder Krebskranke lebt mit einem gestörten Darm. Das heißt, sein Körper wird mit einem Überangebot an Nahrungsstoffen versorgt, so daß er damit nicht fertig wird. Und das jahrelang. Oft sogar ein ganzes Leben lang.

Die Folge davon ist meistens Übergewicht. Sie muß es aber nicht sein. Selbst der Dünnste unter uns kann, vielleicht ohne es zu wissen, von schweren Überversorgungsschäden gekennzeichnet sein. Noch vor hundert Jahren hat eine normale Familie in unseren Breiten fast drei Viertel des Einkommens für Nahrungsmittel aufbringen müssen. Heute kostet uns das Essen weniger als ein Drittel. Für immer mehr und immer leichter erhältliche Leckerbissen müssen wir, relativ gesehen, immer weniger bezahlen. Das ist die erste Voraussetzung für Hyperphagie – also Vielesserei. Obwohl die körperliche Arbeit heute die Ausnahme darstellt, essen wir erheblich mehr Fett als früher. In der Bundesrepublik Deutschland liegt der Fettverbrauch pro Kopf und Tag bei über 140 Gramm. Damit ist er mehr als doppelt so hoch, wie er sein sollte.

Ohne Zweifel wünschen sich jedes Jahr mehr Menschen gesündere Nahrung. Der Sturmlauf gegen die industrielle Tiermast spricht Bände. Das Fleisch von Tieren, die mit Antibiotika und anderen Medikamenten vollgepumpt sind, wird entrüsteter denn je abgelehnt. Das beweist jede Umfrage. Dennoch steigen Verkauf und Verbrauch von Mastvieh ungehindert an. Viele handeln dabei eindeutig gegen besseres Wissen. Bei einer repräsentativen Befragung von jungen Hausfrauen wußten 63 Prozent: »Rohkost ist gesund.« Aber nur jede vierte bringt sie auf den Tisch. Zehn Prozent stufen Schweinefleisch wegen des hohen Fettgehalts als ungesund ein. Aber 69 Prozent dieser Frauen setzen es regelmäßig ihren Familien vor.

Die Kinder dieser Gesellschaft sind bereits die nächsten Opfer. Obwohl ihre Eltern über richtige Ernährung mehr wissen als jede Generation davor, sind die Kleinen von der Hyperphagie, der Freßsucht, besonders bedroht und betroffen. Kinder aus einfachen wie aus wohlhabenden Familien essen zuviel. Sie essen zu fettreich. Und sie fügen sich darüber hinaus durch den starken Konsum von süßen Knabbereien und Getränken Schaden zu. Dennoch macht sich eine Mutter über ein Kind, das schlecht ißt, mehr Gedanken als über eines, das zuviel ißt.

Die Ernährungssünde ist heute nicht die Ausnahme, sondern die Regel. Denken wir zum Beispiel an die 14,6 Millionen Arbeitnehmer allein in der Bundesrepublik, die mindestens eine Mahlzeit täglich außer Haus einnehmen. Die allermeisten Menüs in Kantinen und Gaststätten widersprechen modernen Erkenntnissen über gesunde Ernährung. Ein durchschnittliches Kantinenessen hat um ein Drittel zuviel Kalorien. Der Mittagstisch in einem besseren Restaurant sogar um mehr als 70 Prozent. Nicht zu reden von den Heimen und Krankenhäusern, in denen die Schwestern lächelnd eindeutig infarktfördernde Mahlzeiten auftischen.

Übermäßigen Genuß bezahlen wir früher oder später zwangsläufig mit Krankheit.

Unter allen Tierversuchen in den Krebslaboratorien halte ich jene für die interessantesten, in denen die Versuchstiere auf eine spezielle Diät gesetzt wurden. In einer Testreihe wurde zum Beispiel untersucht, ob die Reduktion von Kalorien irgendeinen Einfluß auf das Entstehen von Brustkrebs ausübt. Fünfzig Mäusen wurde die normale Kost vorgesetzt, das war die Kontrollgruppe. Und fünfzig andere bekamen das gleiche Futter. Sie wurden allerdings auf halbe Ration gesetzt. Allen Tieren wurde schließlich eine Substanz eingespritzt, von der bekannt ist, daß sie Krebs entstehen läßt. Diese Substanz zeigte bei zwanzig Mäusen der Kontrollgruppe, also die, welche normal viel zu fressen erhielten, die erwartete Wirkung. Sie entwickelten Brustkrebs. In der anderen Mäusegruppe, die mit nur halb soviel Kalorien gefüttert wurde, kam Brustkrebs nur in einem einzigen Fall zum Ausbruch. Ähnliche Studien wurden über die Folgen von zuviel Fett und Kohlehydraten im Tierfutter gemacht. Während in einer extrem gemästeten Kontrollgruppe in der Tat jede Maus Brustkrebs entwickelte, blieben 85 Prozent der Mäuse bei einer ausgesprochenen Magerdiät vom Krebs verschont.

Wenn Tierversuche derartig eindeutige Argumente liefern, ist die Frage angebracht: wie weit gelten diese Erkenntnisse auch für uns Menschen?

Eines ist unumstritten. Zwischen Krebs und Kalorienaufnahme gibt es keinen direkten Zusammenhang. Athleten und Schwerarbeiter können 4000 bis 6000 Kalorien täglich verzehren – wenn sie all diese Energie wieder in körperliche Aktivität umsetzen, sind sie wahrscheinlich nicht stärker vom Krebs bedroht als eine fleißige Sekretärin bei 1750 Kalorien pro Tag. Bedenklich wird es jedoch, wenn der Körper mit zuviel Kalorien fertig werden muß. Vor mehr als zwei Jahrzehnten erschien darüber in den USA eine Studie von Dr. Albert Tannenbaum. Er hat über vierunddreißig Jahre lang die Policen einer Lebensversicherungsgesellschaft ausgewertet. Tannenbaum fand heraus: Männer mit hohem Übergewicht – 25 Prozent und mehr – haben ein um 31 Prozent vergrößertes Risiko, an Krebs zu sterben. Je fetter der Betreffende war, um so größer war diese Gefahr.

Seitdem hat eine Reihe von Kapazitäten die Zusammenhänge zwischen Kalorien und Krebs eingehend untersucht. Es besteht kein Zweifel: Wo immer Menschen zuviel Fett, zuviel Proteine, zuviel weißes Mehl, zuviel weißen Zucker essen, und wo immer ihre Ernährung nur einen geringen Anteil an Faserstoffen besitzt, dort treten gewisse Krebsarten vermehrt auf. Dr. John Berg vom epidemiologischen Krebsforschungszentrum der University of Iowa hat sogar den Begriff der »Ernährungs-Krebse« geprägt. Zu ihnen gehören demnach die Krebserkrankungen der Brust, des Dickdarms, der Gebärmutter, der Prostata, der Eierstöcke und der Bauchspeicheldrüse.

Auch internationale Vergleiche von Krebshäufigkeit und Ernährungsgewohnheiten müssen uns zu denken geben:

* Brustkrebs bedroht Frauen in Ländern mit hohem Fett- und Proteinverbrauch besonders. Ein Beispiel: In den Niederlanden ist mit 25 Toten auf 100000 Einwohner das Risiko, an diesem Krebs zu sterben, weltweit am größten. Thailand liegt mit einem einzigen Todesfall unter 100000 an letzter Stelle. Die Holländer verzehren pro Kopf und Tag 160 Gramm Fett. Die Thailänder bloß 22.
* Darmkrebs tritt besonders häufig bei Menschen auf, die sehr viel Fleisch, und dazu noch fettreiches, essen. Ein Beispiel: Dieser Krebs führt in Japan jedes Jahr zu 2,5 Todesfällen auf 100000 Einwohner, in Neuseeland sind es 14. Japaner nehmen durchschnittlich 25 Gramm Fett zu sich. Neuseeländer hingegen liegen mit 163 Gramm weltweit an der Spitze.
* Prostata-Krebs wiederum tritt da auf, wo viel Fleisch, viel Fett, viel Milch und viel Zucker eine bedeutende Rolle in der Ernährung spielen.

Vor allem der Zusammenhang zwischen Krebs und Fettkonsum ist alarmierend. Und wenn Japaner seit Generationen mit einem Viertel bis Sechstel dessen auskommen, was wir unserem Körper an Fettstoffen zuführen, und wenn sie dabei gesünder bleiben, dann ist der Schluß erlaubt: Wir überfüttern unseren Organismus damit.

Das gleiche trifft auf Proteine zu.

Das sind Wirkstoffe, von denen hauptsächlich in Diät-Büchern die Rede ist. Oft wird ihre positive Bedeutung überbetont. Man könnte glauben: je mehr, desto besser. Aber werfen wir einen Blick auf die Nahrungsmittel, die reich an Proteinen sind. Unweigerlich führt rotes Fleisch diese Liste an, gefolgt von Geflügel, Fisch, Eiern, Milch und Käse.

Ernährungswissenschaftler haben nun ermittelt, daß ein 80 Kilo schwerer Mann etwa 70 Gramm dieser Wirkstoffe täglich bekommen sollte, um bei guter Gesundheit zu bleiben. Eine Frau, die 55 Kilo wiegt, braucht demnach 50 Gramm Proteine. Wieviel essen wir tatsächlich? Bei herkömmlicher Ernährungsweise liegt unser Proteinverbrauch leicht bei 100 Gramm. Das sind 40 bis 80 Prozent zuviel.

Verstehen Sie mich bitte nicht falsch. Ich bin überzeugt: Proteine sind wertvolle, wichtige, lebensnotwendige Wirkstoffe in unserer Nahrung. Wir sollten aber ihretwegen nicht gerade den Konsum von Fleisch und Fett ins Uferlose treiben. Proteine kommen zum Beispiel auch in der Kartoffel vor – und sind dort vielleicht noch wertvoller.

Krebsforscher wissen mittlerweile: Wo bestimmte Nahrungsmittel über einen längeren Zeitraum in großen Mengen gegessen werden, ist die Gefahr, an Krebs zu erkranken, deutlich erhöht. Was wir noch nicht wissen: Warum ist das so? Besser gesagt: Wir haben es vielleicht schon erkannt, aber von denen, die es eigentlich wissen sollten, glauben es viele noch nicht.

Unbestritten ist: Erhöhte Nahrungszufuhr hat die gleiche Auswirkung, wie wenn Sie am Steuer Ihres Wagens andauernd zuviel Gas geben. Sie bringen Ihre Maschine auf Touren. Was beim Autofahren vielleicht noch ab und zu einen Sinn ergibt (Sie kommen schneller voran), für Ihren Körper gibt es oft keinen. Sie essen ja nicht zuviel, um schneller zu laufen oder um sich körperlich stärker zu betätigen. Im Gegenteil: Häufig essen gerade die immer mehr, die sich immer weniger bewegen. Um so schwieriger für ihren Stoffwechsel, mit dem »Vollgas« fertig zu werden.

Was geschieht in dieser Situation? Manche Krebsforscher vertreten folgende Theorie: Wenn zuviel Nahrung das körperliche Geschehen ankurbelt, kann das auch das systematische Geschehen in unseren Zellen zu immer neuen Höchstleistungen führen – bis hin zum abnormen, unkontrollierten Zellwachstum, eben dem Krebs.

So einfach ist es wohl nicht. Zwar sind Krebszellen gefräßiger als alle anderen Zellen unseres Körpers. Und wir müssen, wie Sie im nächsten Kapitel lesen werden, diese Gefräßigkeit zunutze machen, wenn wir sie bekämpfen. Aber ebenso unbestritten ist: Es gibt eine Unmenge stark übergewichtiger Menschen, die ihr Leben lang prassen und dennoch nicht an Krebs erkranken.

Andererseits gibt es viele Männer und Frauen, die durchaus ein normales Gewicht haben. Plötzlich aber erkranken sie daran.

Ich erwähnte schon, daß jemand zwar kaum Fett an seinen Rippen, kaum ein paar Wohlstandspolster an Hüften, Schenkeln, Bauch und Gesäß haben und dennoch stark überernährt sein kann. Überernährt im medizinischen Sinn. Ich verstehe darunter, daß er seine Organe, die mit der Auswertung der Nahrung und mit der Beseitigung der nicht verwertbaren Bestandteile beschäftigt sind, überstrapaziert hat.

Entzündungen des Dickdarms, Magenschmerzen, Beschwerden im Oberbauch, Verstopfung, Erkrankung der Bauchspeicheldrüse, Verdauungsstörungen – das sind Erscheinungen, die nicht den Dicken, den Übergewichtigen vorbehalten sind. Das sind gesundheitliche Störungen, die auch die Mageren, die Normalgewichtigen heimsuchen. Ich halte diese Symptome für wichtige Warnsignale. Letztlich auch für Signale, die vor Krebs warnen.

Lassen Sie mich noch einmal auf die verblüffende Aussage von Professor W. Zabel hinweisen: Es gibt keinen Krebskranken, dessen Verdauungssystem nicht schwer gestört ist. Ein anderer, sehr angesehener Wissenschaftler, der vor kurzem verstorbene Ernährungsforscher Professor Dr. Johannes Kretz, hat den Begriff »krebsfeindliche Kost« in die Diskussion um diese Krankheit eingebracht. Auch er ist davon überzeugt, daß unsere Ernährung entscheidend dazu beiträgt, ob ein günstiger Nährboden für eine Krebserkrankung entsteht oder nicht.

Wir alle tun gut daran, diesen Rat nicht erst dann zu befolgen, wenn es zu spät ist. Haben Sie keine Angst. Ich werde Sie jetzt nicht mit einer Vielzahl von Verboten und Geboten belasten. Ich halte nichts von jenen Propheten, die etwa sagen: »Sie müssen nur zehn Minuten täglich auf Ihrem Balkon oder wenigstens am offenen Fenster Frühsport treiben, und Sie werden gesünder sein denn je.« Ich kenne nur ganz wenige, die täglich Frühsport machen. Und ich finde, solche Ratschläge haben nur einen Effekt: ein schlechtes Gewissen. Denn natürlich könnte jeder von uns täglich zehn Minuten für seine Gesundheit aufbringen.

Solche Ratschläge überfordern, meine ich, jeden und letztlich geschieht dann gar nichts. Es ist sicherlich viel verführerischer, etwa zu empfehlen: »Stellen Sie sich früh morgens ans offene Fenster und atmen Sie einmal, zweimal bewußt tief ein und aus. Sie werden sehen, diese paar Sekunden tun Ihnen bereits gut.« Ich glaube, daß es sich so mancher, der es einmal probiert hat, dann zur Gewohnheit macht und eines Tages von selbst damit beginnt, am Fenster auch die Glieder zu recken, weil er sich dabei wohl fühlt.

Wie gesagt, erwarten Sie jetzt keine kleinlichen Verbote oder strengen Vorschriften. Ich möchte Ihnen vor Augen führen, wie Sie durch sinnvolle Ernährung Ihr Wohlbefinden steigern können. Entscheidend ist nicht allein, was Sie essen; wie Sie essen und wann, kann genauso wichtig sein.

Vermutlich haben Sie schon einmal von der »Steak-Krankheit« gehört. Es ist wahrscheinlich, daß auch Sie darunter leiden. Die meisten von uns tun das. Wir Ärzte verstehen darunter zweierlei: einen zu großen Anteil von tierischen Produkten an unserer Kost und einen zu kleinen Anteil von allem, was die Welt der Pflanzen für uns gedeihen läßt.

Der Urmensch war Jäger und Sammler. Noch heute können Sie bei den Naturvölkern am Amazonas, in Südamerika oder im Südwesten Afrikas beobachten, wie gut der Mensch ohne Felder, Ställe, Farmen, also ohne Akkerbau und Viehzucht leben kann. Und wie gesund. Blättern wir hingegen in der Geschichte, muß der Übergang von der Wildbeuterei zur Seßhaftigkeit betrüblich stimmen. Um die Zeit des ersten Ackerbaus nahmen in der Alten wie in der Neuen Welt der Gesundheitszustand rapide ab und die Kriege rapide zu. Professor Dr. Mark Cohen von der New York State University hat das untersucht. In Kentucky und Illinois hatten die früheren Wildbeuter eine Lebenserwartung von durchschnittlich 24,3 Jahren. Die ersten Ackerbauern lebten nur noch 22,5 Jahre. Und im Laufe der Jahrhunderte ging das Sterbealter, statistisch gesehen, sogar auf 19 Jahre zurück. Die Menschen haben damals den Überfluß und die Bequemlichkeit teuer bezahlt: mit einem Fünftel ihres Lebens.

Wir können die Zeit nicht zurückdrehen und wollen

es auch gar nicht. Aber eines können wir: essen wie vor hundert Jahren.

Da gab es noch nicht täglich Fleisch auf dem Tisch. Schon gar nicht Fleisch aus Tierfabriken. Vor allem nicht Fleisch von Tieren, die mit allen möglichen Zusätzen künstlich hochgepäppelt wurden – und selber dabei bisweilen so krank werden, daß sie Medikamente brauchen, die wir dann vielleicht gar noch mitverzehren. Also: ein bißchen weniger Fleisch täglich wird uns bestimmt nicht schaden.

Vor hundert Jahren gab es auch noch kein weißes Mehl. Da wurden die Getreidekörner zwischen zwei Mühlsteinen zermalmt, und alles, was dabei gewonnen wurde, kam auf den Tisch. Das Mehl war grau oder bräunlich. Aber es war ein vollkommenes, gesundes, hochwertiges Naturprodukt. Jedes Getreidekorn ist von faserigen Häuten überzogen. In diesen Häuten stecken die wertvollen Mineralsalze und Spurenelemente. Jedes Getreidekorn besitzt einen Keimling. Er besteht aus lebenswichtigen Sexualhormonen. In ihm schlummert die ganze Kraft der nächsten Getreidegeneration. Das alles haben unsere Vorfahren mitgegessen – und das graue, bräunliche Mehl ist ihnen sehr gut bekommen. Die Spurenelemente erleichterten den Stoffwechsel. Die Sexualhormone des Keimlings bewahrten sie, das wissen wir heute, vor Prostataentzündungen. Das alles können wir vom weißen Mehl nicht mehr erwarten. Heute werden Häute des Getreidekorns beim Mahlen weggeschliffen und – als Kleie – bestenfalls den Schweinen zum Fraß vorgesetzt. Der Keimling wird entfernt, damit seine Hormone nicht die Lagerfähigkeit des Mehls auf nur ein paar lächerliche Wochen begrenzen. Weißes Mehl macht uns auf die Dauer krank. Etwas weniger davon – statt dessen regelmäßig Vollkornprodukte – würde uns sicher gut bekommen.

Vor hundert Jahren gab es auch noch keinen weißen Reis. Je weißer, desto feiner – verheißt uns die Werbung.

Weißer, das heißt polierter Reis ist ebenso unvollkommen wie ein Getreidekorn, das seiner Häute und seines Keimlings beraubt wurde. Statt weißem Reis öfter mal Naturreis (aus dem Reformhaus) auf den Tisch zu bringen, ist sicherlich gesünder. Wohlschmeckender ist er obendrein.

Vor hundert Jahren gab es außerdem noch keinen weißen Zucker in Hülle und Fülle. Es gab Melasse aus Zuckerrüben. Es gab Fruchtzucker im Obst und in den Beeren. Es gab Honig. Die prallgefüllte Zuckerdose war den wohlgestellten Bürgern vorbehalten, die sie in einem Schränkchen unter Verschluß hielten. Wir wissen heute: Zucker ist einer der größten Schadstoffe, die wir dem Körper regelmäßig zuführen. Das hat noch nichts mit eventuellen Schäden an den Zähnen zu tun. Die lassen sich reparieren oder ersetzen. Das hat jedoch sehr viel mit Schäden am Darm zu tun, wie Professor Dr. W. Zabel sie bei jedem Krebspatienten entdeckt hat.

Ich möchte Ihnen jetzt nicht die Chemie des menschlichen Körpers erklären. Aber eines müssen Sie wissen. Es gibt Nahrungsmittel, die den Körper übersäuern (das hat nichts mit ihrem Geschmack zu tun). Zucker zum Beispiel hat dramatisch zur Folge, daß der Organismus übersäuert wird. Weißes Mehl bewirkt das gleiche. Fleisch, Geflügel, Fisch ebenso – also gerade das, was wir so gerne essen. Daß wir unserem Körper regelmäßig Nahrungsmittel zuführen, die unvollkommen sind und denen wertvolle Bestandteile fehlen, ist schlimm genug. Daß diese Nahrungsmittel die Zellen unseres Körpers andauernd übersäuern, ist überdies ein Grundübel mit dramatischer Langzeitwirkung. Fast jeder von uns muß mit dieser Übersäuerung fertig werden, meist ohne es zu wissen. Fast jeder von uns plagt sich aber auch mit irgendwelchen anhaltenden Beschwerden herum. Das können Kopfschmerzen sein, Zahnfleischschwund, Magenschmerzen, Probleme mit Leber oder Galle, Schlafbeschwerden. Das kann alles mögliche sein. Vor allem sind es hartnäckige Leiden, die sich auch durch gezielte Behandlung mit Medikamenten nicht vertreiben lassen.

Viele Internisten neuerer Schule glauben, daß die chronische Übersäuerung des Körpers schuld daran ist. Das saure Milieu unserer Zellen ist der ideale Nährboden für jede Art von Schädigungen aller Organe. Da unser Körper widerstandsfähig ist, geht so eine Schädigung nicht von heute auf morgen vonstatten. Sie zeigt sich auch nicht deutlich. Es dauert Jahre, wenn nicht Jahrzehnte, bis ein Magen erkrankt und revoltiert, bis eine Leber streikt und sich durch veränderte Werte verrät, bis eine Niere ihre Entgiftungsfunktion nicht mehr wahrnehmen kann und versagt. Aber diese Ausfälle sind fast unausweichlich, wenn wir der Übersäuerung des Körpers durch Fleisch, durch weißes Mehl und weißen Zucker nicht endlich Einhalt gebieten. Es ist auch keine Lösung, wenn ein noch so geschickter Chirurg an diesen Organen herumoperiert. Wenn die Übersäuerung bleibt, bleibt so auch die Ursache des Leidens.

Einige Krebsforscher glauben, daß es diese Übersäuerung ist, die ernstlich das Krebsgeschehen begünstigt und die überdies den gesunden Organismus so sehr beeinträchtigt, daß er dem wuchernden Feind nicht Einhalt gebieten kann.

Zum Glück gibt es viele Nahrungsmittel, die diese Übersäuerung wieder aufheben, neutralisieren. Kartoffeln, zum Beispiel. Fast alle Gemüsearten. Salate. Fast jedes Obst.

Aber – und das müssen vielleicht Sie selbst zugeben – insgesamt sind diese Nahrungsmittel in der Minderheit. In vielen Familien dominieren jene, die unseren Körper, chemisch gesehen, sauer werden lassen. Denken wir nur an den Massenkonsum von Süßigkeiten und Süßgetränken bei unseren Kindern. Diese heimlichen Verführer zu schwerer Krankheit füllen in jedem Supermarkt meterlange Regale.

Ein englisches Sprichtwort sagt: »Ein Apfel am Tag

hält den Doktor fern« (an apple a day keeps the doctor away). Halten wir uns endlich daran. Ich selbst verbiete keinem meiner Patienten sein tägliches Stück Fleisch. Aber es muß ja nicht gleich so groß sein, daß es über den Tellerrand hängt. Garnieren Sie es reichlicher als bisher mit Kartoffeln, mit Gemüsen, mit Salaten. Ihr Körper wird es Ihnen danken.

Ich selbst verbiete keinem meiner Patienten ein Stück Torte oder eine Tafel Schokolade. Aber besser ist es, Sie genießen diese Leckerbissen nur ab und an, dafür dann aber bewußt, und verzichten zwischendurch lieber ganz darauf.

Ich selbst verbiete auch niemandem das Salz. Mir persönlich schmecken jedoch Majoran, Rosmarin und Thymian mindestens ebensogut. Sie sind überdies reich an wertvollen Spurenelementen. Und wenn schon Salz – dann zumindest das »gesündere«, das es neuerdings in jeder Apotheke gibt, z.B. auch das Meersalz.

Über die beste Empfehlung, die ich überdies geben kann, hat der Amerikaner Dr. David Reuben vor zehn Jahren ein ganzes Buch geschrieben: »Die Rette-dein-Leben-Diät«. Ich brauche nur ganze drei Worte, um Ihnen zu sagen, was er in diesem Buch eindrucksvoll empfiehlt: Essen Sie Kleie! Die Kleie, also die so verschmähten Hüllen und Häute des Getreidekorns, gibt es jetzt unter dem hochtrabenden Begriff *Diät-Kleie* in jedem Reformhaus zu kaufen. Nehmen Sie täglich davon zwei Eßlöffel zu sich – vielleicht im Hackfleisch, in der Suppe, in der Sauce, im Müsli, im Omelett, im Pfannkuchen. Oder pur mit einem Glas Fruchtsaft oder Wasser.

Kleie enthält nicht nur wertvolle Wirkstoffe, die Ihnen sonst in der heute üblichen Nahrung vielleicht fehlen. Kleie besteht überdies zu einem Großteil aus harten Zellulosefasern. Wir können sie nicht verdauen und scheiden sie fast unverändert wieder aus. Gerade das macht die Kleie so gesund.

Der Anteil solcher Hartfaserstoffe in der Ernährung

ist bei den meisten von uns viel zu gering. Wer ißt schon täglich einen Apfel mit Schale? Wer ißt regelmäßig Kartoffeln mit Pelle? Wer ißt mehr Gemüse und Obst als Fleisch?

Welchen Segen eine faserreiche Ernährung mit sich bringt, zeigt nachhaltig ein Blick auf die Krankheiten der meisten afrikanischen Völker. Schwarze Afrikaner, die traditionsgemäß ihrer seit Generationen überlieferten Ernährung treu geblieben sind, erkranken so gut wie nie an ihren Verdauungsorganen. Bauchspeicheldrüse, Magen, Dünndarm, Dickdarm bleiben bei ihnen normalerweise beschwerdefrei. Es gibt keinen entzündeten Blinddarm. Keine Verstopfung. Keine Hämorrhoiden. Dafür gibt es eine einfache Erklärung. Die Verweildauer der Speisen im Darm beträgt bei diesen Afrikanern oft nur zwei Stunden. Noch ehe die Nahrungsreste zu gären oder faulen beginnen, haben sie den Körper schon wieder verlassen. Warum ist das so?

Einmal, weil diese Menschen weniger essen als wir. Zum anderen, weil sie überwiegend vegetarisch leben: Früchte, Gemüse, Körner, Bohnen, Nüsse, Wurzeln. Vor allem aber auch, weil ihre Nahrung reich an Faserstoffen ist. Diese Fasern bewirken, daß der Darminhalt locker und beweglich bleibt. Sie reizen überdies beim Entlanggleiten die Schleimhäute der Darmwände und regen ihre Tätigkeit an. Sie vermehren den Darminhalt und erleichtern auch auf diese Weise die Peristaltik, die Darmbewegung. All dies hat immerhin auch zur Folge, daß es unter schwarzen Afrikanern Darmkrebs praktisch nicht gibt.

In Amerika sterben daran jedes Jahr fast 40 000 Menschen.

Wir Ärzte werden oft gefragt: Kann man heute überhaupt noch gesund essen? Ist nicht jedes Stück Fleisch von medikamentösen Zusätzen verseucht? Ist nicht jedes Stück Obst durch chemische Schutzmittel verdorben?

Mit meiner Antwort verweise ich auf die drei Schritte, mit denen jeder heute den richtigen Weg zu ausdauernder Gesundheit finden kann.

Den ersten nenne ich Vollwerternährung. Ersparen Sie dem Körper möglichst alles, was minderwertig ist. Essen Sie mehr naturbelassene Nahrungsmittel und reduzieren Sie alles, was konserviert, raffiniert, veredelt, zerkocht, gebraten und gegrillt ist. Sorgen Sie dafür, daß Sie in all dem Überfluß nicht unter einem Defizit an Vitaminen und Mineralstoffen leiden. Das schwächt die Selbstheilungskraft des Körpers und seine Krankheitsabwehr.

Den zweiten Schritt nenne ich Einschränkung. Das werden Sie vielleicht nicht gerne hören. Aber je größer die Nahrungsmenge ist, desto größer kann auch der Anteil an Schadstoffen in der Nahrung sein. Es gilt immer noch die Ärzteweisheit: Essen Sie, um zu leben. Leben Sie nicht, um zu essen.

Den dritten Schritt nenne ich Entgiftung. Wir können nicht allen Schadstoffen aus dem Weg gehen. Aber wir können es unserem Körper erleichtern, die Gifte aus der Nahrung wieder loszuwerden. Dies geschieht einmal durch Schwitzen, zum Beispiel in der Sauna. Durch entsprechende körperliche Bewegung, am besten in frischer Luft. Aber auch durch Fasten, also durch die zeitweilige Unterbrechung der Nahrungszufuhr (wobei Fasten nichts mit Abnehmen zu tun hat). Jeder Fastenarzt kann an Hand der Kontrollwerte seiner Patienten ermessen, wie sehr sich angegriffene Organe während einer Fastenkur unter ärztlicher Aufsicht schon nach zwei oder drei Wochen erholen können. Allerdings besteht hier oft die Gefahr der Schwächung der Muskulatur, weswegen ich bei diesem Punkt zur Vorsicht rate.

Alle diese Maßnahmen helfen dem ganzen Organismus, nicht allein dem Magen-Darm-Bereich. Wir können jedoch noch mehr tun. Es gibt eine Spezialdiät, die bei Männern dem gefürchteten Prostata-Leiden vorbeugt. Bei Frauen unterstützt sie zumindest die natürlichen Funktionen der Geschlechts- und Fortpflanzungsorgane.

Entwickelt wurde diese Spezialernährung in der für ihre Diätempfehlungen berühmten Bircher-Benner-Klinik in Zürich. Ihre Empfehlungen beruhen auf einer einfachen Überlegung. Nach allem, was wir heute wissen, scheinen die krankhaften Wucherungen der Prostatadrüse von einem Mangel an körpereigenem Sexualhormon herzurühren. Das erklärt auch, warum diese Beschwerden vor allem im Alter auftreten. Die Produktion des männlichen Geschlechtshormons Testosteron läßt um das vierzigste Lebensjahr herum deutlich nach.

Ich erwähnte schon vorhin, daß Sexualhormone natürlich auch in der Pflanzenwelt vorkommen. Je weniger wir davon essen, um so mehr Baustoffe fehlen dem Körper für seine Hormonproduktion. So kamen die Züricher Ärzte auf die fruchtbare Idee, speziell für Prostata-Kranke eine Nahrung zusammenzustellen, die reich an diesen pflanzlichen Sexualhormonen ist. Es liegt auf der Hand, daß sich diese Kost auch schon dann bezahlt macht, wenn man das Glück hat, durch sie gesund zu bleiben.

Wir finden die wertvollen Geschlechtswirkstoffe in der Natur besonders reichhaltig in Keimen und Kernen. Also zählen Kürbis, Melone, Tomate, Paprika und Gurke zu den ganz wichtigen Lieferanten. Ferner Haselnüsse, Walnüsse und Paranüsse. Aber auch Leinsamen, Sonnenblumenkerne, Mandeln, Kokosnüsse und Edelkastanien.

In unserer Alltagskost kommt als Zulieferer der Sexualwirkstoffe vor allem das Getreide in Frage, also die Körner von Weizen, Roggen, Gerste und Hafer und alle Vollkornprodukte daraus, ebenso ungeschälter Reis, Hirse und Mais.

Die wild wachsende Brennessel gilt von alters her als Heilpflanze gegen Unfruchtbarkeit – zu Recht, wie wir heute wissen. Auch der Löwenzahn hat heilende Wirkung, ebenso die meisten Gewürzkräuter in unseren Hausgärten, die grün, also ungetrocknet verwendet werden: Petersilie, Schnittlauch, Kresse, natürlich auch Gemüse wie Lauch und Spargel. Ganz wichtig erscheinen in diesem Zusammenhang die Knollen der Sellerie und der Roten Bete.

Chinesen und Japaner werden aus ihren Reisschüsseln offensichtlich ein Leben lang ausreichend mit pflanzlichen Sexualwirkstoffen versorgt. Jedenfalls spielt die Wucherung der Prostata-Drüse bei diesen Völkern praktisch keine Rolle. Dafür aber bei allen westlichen Industrienationen, deren Nahrung zu einem großen Teil aus Fleisch, aus wertlosem Auszugsmehl und raffiniertem Zucker besteht.

Wenn Sie glauben, daß auch Sie diesbezüglich einen Nachholbedarf an Schutzwirkstoffen haben, starten Sie am besten mit drei strengen Rohkosttagen. Essen Sie dann nichts anderes als diese sogenannte Prostata-Diät, und zwar soviel Sie wollen. Selbstverständlich entwikkeln ihre Wirkstoffe auch im weiblichen Organismus eine Schutzfunktion.

Männer handeln sich damit aber nicht allein Gesundheit ein. Viele schwören heute auf diese Diät, weil sich herausstellte, daß sie die Fähigkeit, Samenzellen zu produzieren, merklich erhöht. In einem Bericht darüber schrieb ein Arzt der Züricher Bircher-Benner-Klinik: »Männer, bei denen die Geschlechtskraft schon ganz oder fast geschwunden war, erleben zu ihrer Überraschung eine erstaunliche Wiederkehr geradezu jugendlicher Manneskraft.«

Ich finde, jeder Mann, der davon weiß, wie unzulänglich heute die Behandlung einer erkrankten Prostata-Drüse und wie unberechenbar die Folgen ihrer Operation sind, ist gut beraten, diese Erfahrungen zu beherzigen. Gut schmeckt Rohkost obendrein.

Ganz egal, ob Sie am voll gedeckten Tisch sündigen

oder sich asketisch streng an gesunde Ernährungsprinzipien halten, Sie können Ihrem gesamten Verdauungsbereich die so ausschlaggebende Aufgabe kolossal erleichtern. Dazu bedarf es wirklich nur einer Kleinigkeit: Kauen Sie jeden Bissen gründlich etwa zwanzigmal und speicheln Sie ihn ein, ehe Sie ihn auf die Reise durch Ihren Körper schicken. Nehmen Sie ein umfangreiches Abendessen möglichst nicht nach 19 Uhr ein. Zu diesem Zeitpunkt beginnt für den Verdauungstrakt langsam die Nachtruhe. Schwere Speisen werden für den Stoffwechsel jetzt stundenlang nicht ausgewertet. Wichtige Wirkstoffe beginnen zu gären und gehen verloren.

Natürlich könnten Sie noch mehr tun: selbst biologisch einwandfreien Anbau betreiben; Landwirte ausfindig machen, die im Stall und auf den Feldern noch ohne Chemie auskommen; Ihrem Abgeordneten schreiben und ihn auffordern, sich stärker für gesündere Nahrung einzusetzen. Das Wichtigste haben Sie aber sicherlich getan, wenn Sie sich bewußt machen, daß Ihre Gesundheit zu einem großen Teil von Ihren Eßgewohnheiten abhängt. Denken Sie nur an die Mormonen. Sie bleiben von vielen unserer chronischen Zivilisationskrankheiten weitgehend verschont, besonders aber von den »Ernährungs-Krebsen« des Magens, des Darms, der Brust, der Prostata, der Gebärmutter und der Bauchspeicheldrüse.

Ich finde, Essen ist ein wunderbarer Genuß, und wir sollten ihn keinesfalls hauptsächlich unter medizinischen Gesichtspunkten sehen. Seien wir dennoch wachsam und erfinderisch, wenn es darum geht, auszuwählen, was künftig auf unsere Tische kommt. Der amerikanische Ernährungsspezialist Dr. Donald Germann behauptet: »Durch geringe Veränderungen ihres Ernährungsverhaltens können die meisten Amerikaner das Risiko, an Krebs zu erkranken, um 80 Prozent verkleinern.«

Germann hat einen Bestseller geschrieben: »Die

Anti-Krebs-Diät«. Auch wenn nur die Hälfte seiner Prophezeiungen zuträfe, könnte es jedes Jahr 113 000 Amerikanern erspart bleiben, als krebskrank eingestuft zu werden. Das sollte uns allen zu denken geben.

Eines unterscheidet jede Krebszelle im menschlichen Körper in jedem Augenblick von jeder gesunden Zelle: Sie ist gefräßiger. Krebs braucht für sein unkontrolliertes Wuchern mehr Sauerstoff und mehr Aufbaustoffe als das übrige Zellgewebe. Überfüttern wir unseren Organismus, so mästen wir natürlich auch die Krebszellen darin. Hungern wir, so werden zuallererst sie davon betroffen.

Was wir essen, ist für unseren Körper nie ohne Bedeutung. Für den Krebskranken entscheidet die Nahrung vielleicht über Leben und Tod. Sie ist womöglich seine wichtigste Waffe. Gezielt eingesetzt wird sie heute noch in den seltensten Fällen. Das hat mehrere Gründe. Häufig wird dem, der mit dieser Krankheit ringt, verschwiegen, wie es um ihn steht. Oft spielt außerdem die Überlegung eine Rolle: Wozu sollen wir ihn auch noch mit Diätvorschriften quälen? Gönnen wir ihm doch wenigstens sein Lieblingsessen, solang es ihm noch schmeckt. Diese Auffassung halte ich für falsch, wenngleich ich dafür noch gewisses Verständnis aufbringen kann. Unverständlich jedoch ist mir, warum in vielen Krankenhäusern krebsförderliche Kost auch jenen Kranken serviert wird, die ganz genau wissen, wie schlecht es um sie steht. Ihnen wird die Chance vorenthalten, ihren Krebs auch mit Messer und Gabel zu bekämpfen.

Eine Diät, die Krebs gezielt zum Verschwinden bringt, gibt es nicht. Aber die Wissenschaft hat klare Vorstellungen davon, was die Ernährung des Krebskranken bewirken soll und was sie bewirken kann. Allerdings gibt kaum eine Universität dieses Wissen an die Medizinstudenten, also an die Ärzte von morgen, weiter. Ein Glück, daß sich wenigstens Fachzeitschriften hin und wieder auf diese Aufgabe besinnen. Wie zum Beispiel die »Erfahrungsheilkunde«, die erst kürzlich wieder auf einige wichtige Erkenntnisse hingewiesen hat:

* Der Krebskranke darf in keinem Fall überfüttert werden. Denn wo auch immer seine Krankheit zum Ausbruch kam, sein Verdauungssystem ist in jedem Fall schwer gestört und muß schonend behandelt werden.
* Er muß eine Vollwerternährung bekommen. Sie ist die Voraussetzung für eine Steigerung der körpereigenen Abwehr und zur Anhebung des Allgemeinbefindens.
* Der Krebskranke darf zur Schonung des Magen-Darm-Bereiches immer nur winzige Portionen zu sich nehmen, und davon mehrere über den ganzen Tag verteilt. Jeder Bissen muß – das ist besonders wichtig – geduldig gekaut und der Nahrungsbrei gründlich mit Speichel versehen werden. Diese sogenannte Mundverdauung hilft, Fäulnis und Gärung in einem überforderten Darm zu vermeiden.
* Abends muß der Krebskranke fasten. Denn seine Verdauung ist zu diesem Zeitpunkt in einer Ruhepause und nicht mehr funktionsfähig.
* Krebskost ist Schonkost. Entscheidend ist erst einmal die Sanierung des kranken Darms. Bei der Verbesserung seiner Flora, seiner Bakterienflora, helfen auf natürliche Weise Kefir, Sauermilch, Buttermilch, Dickmilch, Joghurt und vor allem mit Milchsäure vergorene Stutenmilch. Sie hat sich bei vielen Naturvölkern vor allem auch als Revitalisierungsmittel bewährt. Milchsauer eingemachte Gemüsesäfte aus dem Reformhaus oder aus der Apotheke bewähren sich dabei ebenso.
* Das Eiweiß aus den sauren Milchprodukten ist besonders leicht verdaulich. Auf Fleisch und Geflügel, Fisch und Wild, Wurst und Schinken muß der Krebskranke verzichten. Erst wenn sein Verdauungsbereich wieder völlig beschwerdefrei ist, darf dem Kranken ab und an zartes und fettfreies Fleisch gegönnt werden – gekocht

oder in Folie gebacken, aber nicht mehr als 150 Gramm auf einmal.

* Keine derartige Ausnahme gibt es in der Kost des Krebskranken, wenn es um weißes Mehl und um weißen Zucker geht. Sie sind verboten vom ersten Tag der Diagnose an bis zum letzten Tag der Behandlung.

Weißes Mehl und weißer Zucker sind ja nur armselige Reste einstmals vollkommener Naturprodukte, also des Vollkorns und der Zuckerrübe. Ihre wichtigsten Vitamine, Spurenelemente und Enzyme sind bei der industriellen Verarbeitung auf der Strecke geblieben. Ihr Genuß ist schon für den Gesunden ein harter Schlag, den er erst einmal verdauen muß. Für den Krebskranken ist er ein Schritt in Richtung Grab. Jeder Bissen, jeder Löffel, jede Gabel derart wertloser Nahrung entzieht dem ohnedies geschwächten Körper lebenswichtige Bestandteile. Sicherlich haben Sie im Zusammenhang mit Mehl und Zucker schon den Begriff »Vitaminräuber« gehört. Überdies kommen die Kalorien, die Mehl und Zucker ja konzentriert besitzen, vor allem dem Krebs zugute: Der Körper wird geschwächt, der Krebs wird gestärkt. Dabei soll, ja muß es geradezu umgekehrt sein.

Für das weiße Mehl gibt es durchaus Ersatz: jedes Vollgetreideprodukt. Im Reformhaus finden Sie eine brauchbare Auswahl an Teigwaren, die den Ansprüchen gesunder Ernährung genügen.

Schwierig ist es beim Zucker. Echter Bienenhonig darf jederzeit zum Süßen herangezogen werden. Aber, wie gesagt: echter. Manche Imker stellen längst Eimer mit penetranter Zuckerlösung neben ihre Bienenhäuschen, wohlwissend, daß auch Bienen naschen und die gefährliche Süße Tropfen für Tropfen in ihren Honigvorrat einschleusen. Bedenkenlos kann der Krebskranke jedoch auf Zuckerrübensirup und Melasse zurückgreifen.

Fragen Sie jetzt nicht, wem so etwas überhaupt

schmeckt. Ich bin der Meinung, daß unsere Lust, Süßes zu essen, bloß anerzogen ist. Es ist erwiesen, daß schon nach vier Wochen ohne Zucker das Verlangen danach völlig erlischt. Und ein kranker Organismus spürt noch intensiver als ein gesunder, fast ganz von selber, was ihm bekommt und was nicht. Unsere Vorfahren haben Zukker überhaupt nicht gekannt. Eskimos lehnen ihn heute noch völlig ab – und leben nicht schlecht damit.

Wo Zucker, Mehl und Fleisch fehlen müssen, kommt ganz automatisch pflanzliche Kost wieder zu Ehren. Salate, Gemüse und Obst sind jetzt die idealen Lieferanten von Kohlehydraten. Außerdem sind sie reich an Hartfasern und anderen Ballaststoffen, die mit Hilfe eines Mechanismus, den man noch nicht genau durchschaut, erwiesenermaßen sogar zur Eindämmung von Krebswachstum beitragen.

Auch die Pflanzenkost des Krebskranken sollte ganz im Zeichen der Schonung seines Verdauungsbereiches stehen. Statt des gewohnten Salzes rate ich deshalb zu Meersalz. Es schmeckt genau so gut und besitzt überdies eine breite Palette wertvoller Spurenelemente. Pfeffer paßt nicht dazu. Jedoch Majoran, Thymian, Rosmarin, Oregano, Kümmel, Zwiebeln und Knoblauch. Wer auf diese natürlichen Geschmackstoffe zurückgreift, erschließt sich nicht nur eine weitere Quelle für Mineralstoffe, Spurenelemente und Vitamine. Er wird über die Ausweitung seiner Geschmackspalette ganz sicherlich erfreut sein.

Kommt es tatsächlich auf jeden Bissen an? Ich meine, ja. Krebs ist eine Krankheit des ganzen Körpers. Auch wenn häufig, oder zumindest anfangs, nur ein einziges Organ davon direkt betroffen ist – eben die Schwachstelle des Organismus –, so gilt doch, daß gestörter Stoffwechsel, entgleister Vitaminhaushalt, Mangel- und Überernährung jedes einzelne Organ belasten. Andererseits profitiert der gesamte Körper von einer ausgewogenen Dauerernährung.

Wir kennen bereits die richtige Strategie: Die Krebsdiät muß so zusammengestellt sein, daß der Körper mit der Vollwertnahrung versorgt wird, die er braucht. Gleichzeitig muß die gefräßige Krebsgeschwulst ausgehungert werden.

Was wir noch nicht wissen, ist, wo genau die Grenze zwischen Auftanken und Aushungern liegt. Aber möglicherweise haben Brieftauben der Krebsforschung dabei den Weg gewiesen.

Diese Tiere haben den meisten anderen eines voraus. Es ist so gut wie unmöglich, bei gesunden Brieftauben künstlich Krebs auszulösen. Mäuse, Ratten, Affen, Fische, um nur einige zu nennen, verwandeln sich, wenn die Forscher es wollen, innerhalb weniger Wochen von putzmunteren Lebewesen in mitleiderregende Krebsopfer – nicht so Brieftauben. An ihnen zeigen Substanzen, die ansonsten unweigerlich Krebs auslösen, so gut wie keine Wirkung. Der niederländische Arzt Dr. Cornelis Moerman hat vier Jahrzehnte lang bis in sein hohes Alter von 85 Jahren mit Brieftauben experimentiert. Er suchte nach einer Erklärung und einem Beweis für seine Vermutung, daß Brieftauben einen geheimnisvollen »Unterdrücker« haben müssen, der sie gegen Krebs immun macht.

Es lohnt, sich die Brieftaube einmal näher zu betrachten. Ihre Körpertemperatur liegt bei 40 Grad, also drei Grad höher als beim Menschen. Dies ist die Folge eines erstaunlich dichten Federkleides und des Fehlens jeglicher Schweißdrüsen. Bei möglichst geringem Wärmeverlust kann die Taube den größten Teil ihrer Energie zum Fliegen verwenden. Mühelos legt sie zum Beispiel in zehn Stunden 700 Kilometer zurück. Für eine derartige Strecke benötigt sie 180000 Flügelschläge, fünf pro Sekunde.

Das Geheimnis ihrer ungewöhnlichen Ausdauer liegt in der Nahrungsmenge. Die Taube frißt im Monat das Doppelte ihres Körpergewichts an Körnern. Ein 90 Kilo schwerer Mensch müßte demnach in einem Monat 180 Kilo feste Nahrung zu sich nehmen, das wären fünfeinhalb bis sechs Kilo täglich.

Zweifellos muß der Stoffwechsel eines Tieres, das derart viel Nahrung in derart viel Energie umsetzen kann, beispielhaft funktionieren. Das ist vor allem eine Frage des Oxydationsvermögens jeder einzelnen Zelle.

Auf diesen Punkt konzentrierte Dr. Moerman seine Forschungen. Was den Stoffwechsel betrifft, sind jeweils vierundzwanzig Tauben dem eines Menschen vergleichbar. Der Landarzt sperrte also achtundvierzig Tiere in zwei Käfige. Dann manipulierte er ihre Nahrung. Der einen Hälfte gab er vitaminreiche Hefezusätze ins Futter. Der anderen Weißbrotkrümel oder geschälten Reis. Also Nahrung, die fast frei von B-Vitaminen war. Oder er reicherte das Trinkwasser der einen Gruppe mit Vitamin-E-Tabletten an und päppelte sie zusätzlich mit Jod, Schwefel und Zitronensäure und anderen für den Stoffwechsel wichtigen Substanzen auf.

Die Brieftauben, die mit minderwertigem Futter vorliebnehmen oder mit Mangelernährung fertigwerden mußten, ließen bald ihre Flügel hängen. Bei Ausflügen waren sie schnell erschöpft. Je mehr ihr Stoffwechsel entgleiste, um so weniger wirksam waren ihre Abwehrkräfte gegen alle möglichen Erkrankungen. Spritzte man ihnen nun entsprechende Substanzen, erkrankten diese Tiere auch an Krebs.

Cornelis Moerman war seitdem davon überzeugt, daß die Verminderung des Oxydationsvermögens bei seinen Tauben auf verstärkte Gärungsprozesse zurückzuführen sei. Für diese Gärung machte er den Abbau von Zucker und Stärke verantwortlich. Er ist als einer der ersten Warner vor industriell bearbeiteter Nahrung, vor weißem Mehl, raffiniertem Zucker, vor denaturierten Lebensmitteln und vor bestimmten tierischen Fetten in die Geschichte der alternativen Medizin eingegangen.

Lange Zeit wurde dieser Landarzt in seinem eigenen

Heimatland verhöhnt oder gar als Scharlatan verteufelt. Erst an seinem Lebensabend wurde ihm die Genugtuung zuteil, daß auch an angesehenen Universitäten Forschungen in seinem Sinne zugelassen wurden, die seine Auffassung mehr und mehr bestätigten. Dr. Linus Pauling, der einzige lebende Wissenschaftler, der mit zwei Nobelpreisen ausgezeichnet wurde, und einer der bekanntesten Forscher der USA, schrieb dem Holländer am 7. September 1976 die Widmung: »Herrn Dr. Moerman, in ernster Wertschätzung seines großen Beitrags zur Lösung des Krebsproblems.«

Von Moerman angeregt, hat Pauling übrigens Versuche mit Vitamin C unternommen und dabei den Beweis erbracht, daß extrem hohe Gaben von Vitamin C die Lebensdauer von Krebspatienten um ein Mehrfaches verlängern können.

Moerman setzte seine Erkenntnisse auch in der Krebsbehandlung des Menschen ein. In vielen, zumindest in den Augen anderer Ärzte, hoffnungslosen Fällen hat er mit einer strengen Krebs-Diät Linderung, Besserung, ja sogar Heilung bewirkt. Ob es der Wunderglaube des Betroffenen, ob es die Diät des Arztes war – für den Geheilten war die Antwort darauf weniger wichtig als für uns.

Als Paradefall bezeichnete Moerman einen Patienten, der im Alter von sechsundfünfzig Jahren seine Hilfe erflehte. Ärzte hatten bei ihm einen Tumor im Unterleib mit Tochtergeschwüren in der Leistengegend und im Oberschenkel konstatiert. Bei einer Operation wurde die Wunde wieder geschlossen, ohne die Geschwulst zu entfernen. Es ging nicht mehr.

In seinem Lebenswerk »Krebs« beschreibt der Landarzt, welche Diät er dem Krebskranken verordnet hat:

»Kein Fleisch, Fisch oder Geflügel; kein Wasser, keinen Kaffee oder Tee – statt dessen den Saft von roten Rüben, Mohrrüben, sauren Äpfeln und Birnen (mittels Saftzentrifuge hergestellt und frisch getrunken); keinen

Zucker, kein Salz; den Saft von Apfelsinen oder Zitronen; Buttermilch; Vollkornbrot; Naturreis; grüne Gemüse, Mohrrüben, rote Rüben, Spargel; Pflaumen, Aprikosen, Kompott von sauren Äpfeln, Birnen, Pfirsiche; Erbsensuppe mit Zwiebeln, Sellerie und andere Gemüse; in Vollmilch gekochte Vollkornteigwaren oder Naturreis.«

Dr. Moerman überließ es seinem Patienten, wieviel und was von all dem er täglich zu sich nahm. Ein Jahr später bestätigten andere Ärzte, daß der Kranke geheilt war. Er lebte noch fast fünfunddreißig Jahre lang und starb erst im neunzigsten Lebensjahr.

Zweifler und Kritiker verwies Moerman auf die Statistik. Während des Zweiten Weltkriegs gab es in den Niederlanden ab 1940 kein Weißbrot, fast keinen Zucker, keinen Kaffee, keinen Tee und fast kein Fleisch mehr. Die Versorgung mit Gemüse, Obst und Fruchtsäften funktionierte relativ ordentlich. In dieser Zeit sank die Krebsanfälligkeit der Holländer um die Hälfte. Aber nach Kriegsende wurde die Lebensmittelbewirtschaftung aufgehoben und die Leute aßen wieder wie gewohnt. Fast augenblicklich nahm auch die Zahl der Krebserkrankungen wieder zu.

Cornelis Moerman ist vielleicht der erste Arzt, der eine Diät gegen den Krebs einsetzte. Aber er ist nicht der einzige. Dr. Max Gerson und Dr. Curtis Hesse haben in den Vereinigten Staaten den gleichen Weg eingeschlagen, ebenso Dr. Josef Issels in Bayern. Aber am extremsten hat wohl jahrzehntelang der Naturheiler Rudolf Breuss im österreichischen Vorarlberg versucht, den Krebs mit einer Diät zu besiegen, egal, welches Organ von ihm befallen war. Seine Waffe ist eine äußerst strenge Fastenkur. Er nennt sie »Operation ohne Messer«. Man mag seinen Ansichten kritisch gegenüberstehen. Hunderte von Dankschreiben aus Patientenhand, die zu ihm nach Thüringerberg bei Bludenz kamen, bekunden jedoch, daß in der entscheidenden Phase im

Kampf gegen Krebs auch an das Fasten gedacht werden kann.

Fasten – das bedeutet nicht allein eine Pause in der Zufuhr von Nahrung, sondern auch einen Ausscheidungsprozeß, bei dem der Körper Krankhaftes von Gesundem trennt, eine Phase, in der der Körper versucht, alles loszuwerden, was vom Organismus abgelehnt wird. Der Naturheiler Breuss sagte seinen Patienten: »Die Krebsgeschwulst muß vom Körper aufgezehrt werden.« Sie glaubten ihm und hielten sich an seine strengen Anweisungen.

In den meisten Sanatorien wird eine Fastenkur bei Krebs abgelehnt. Vielleicht aus Angst, den Patienten weiter zu schwächen. Breuss hat diese Schwächung in Kauf genommen, um den Krebs auszuzehren. Seine »Krebs-Fastenkur-total« dauert zweiundvierzig Tage. Er geht davon aus, daß die Krebsgeschwulst ein selbständiges Gewächs ist, das durch Aushungern zum Verschwinden gebracht werden kann. Vielleicht dürfen wir uns das wirklich so vorstellen, daß in diesen sechs Wochen ohne neue Eiweißzufuhr vorhandene Wucherungen, Geschwülste, Schlackenansammlungen tatsächlich allmählich aufgezehrt werden. Gleichzeitig überströmt den Körper eine Säfteflut mit pflanzlichen Mineralstoffen und außerdem wird die Tätigkeit der Ausscheidungsorgane durch den gezielten Einsatz von Naturtees und Heilmitteln stark angeregt. Naturheiler Breuss erlaubt pro Tag höchstens einen halben Liter Gemüsesaft. Hier seine Mischung: 300 g rote Rüben, 100 g gelbe Rüben, 100 g Sellerieknolle, 30 g Rettich und eine mittelgroße Kartoffel – alles roh – durch einen Entsafter pressen und den Saft durch ein Leinentuch passieren, bis er völlig ohne trüben Rückstand ist. Dieser Saft wird in winzigen Schlucken über den ganzen Tag verteilt eingenommen und gut eingespeichelt.

Die Patienten nehmen während dieser Kur für gewöhnlich zehn bis dreißig Pfund an Gewicht ab. Dennoch fühlten sich die meisten wohl dabei. Sie brauchten nicht einmal Bettruhe.

Im Anschluß an diese Fastenkur ist nur leichte Kost erlaubt, die noch vier Wochen lang durch eine halbe Tasse Gemüsesaft täglich ergänzt wird.

Rudolf Breuss hat sich inzwischen zur Ruhe gesetzt. In seinen Schriften spricht er von schätzungsweise 20000 Krebspatienten, die seine Saftkur durchgestanden haben. Am leichtesten fiel sie älteren Menschen, da ihr Körper nicht mehr so viel Aufbaustoffe braucht. Unter dem Einfluß massiver Kritik hat Breuss unzählige Dankschreiben seiner Patienten veröffentlicht. Da heißt es zum Beispiel: »Herzlichen Dank Herrn Breuss, durch dessen Beratung und selbstlose Hingabe ich vollkommen gesund wurde.« Oder: »Ihre ›Krebskur-total‹ kann ich nur allen Krebskranken bestens empfehlen.« Und: »Ich kann Ihre Kur nur weiterempfehlen, denn sie hat aus mir wieder einen lebensfrohen Menschen gemacht.«

Seine erste Patientin, die Besitzerin eines Reformhauses in Bludenz, hätte 1950 an Brustkrebs operiert werden sollen. Da ihre Mutter kurz nach einer solchen Operation gestorben war, lehnte sie für sich diesen Eingriff ab. An ihr hat Rudolf Breuss seine 42-Tage-Saftkur ausprobiert. Noch dreißig Jahre später hat diese Frau ihr Reformhaus geleitet. Sie hatte nicht einen einzigen Rückfall.

Viele Mediziner lehnen die Vorstellung, einen Kranken 42 Tage lang nur mit Säften zu ernähren, entrüstet ab. Gegen Rudolf Breuss hat die Ärztekammer von Oberösterreich sogar ein Verfahren wegen Verdachts der Kurpfuscherei eingeleitet. Naturheiler wie er, die in Deutschland zugelassen sind, sind in Österreich noch immer verboten. Aber der österreichische Bundespräsident Dr. Rudolf Kirchschläger selber hat die Vorwürfe gegen diesen Mann geprüft und die Aussagen seiner Patienten studiert. Dann hat er den inzwischen verurteilten Naturheiler begnadigt. Und der Präsident der Ärztekammer von Oberösterreich sagte in einem Interview: »Vermutlich ist es der Fehler von uns Ärzten, daß wir Erfahrungen, wie Rudolf Breuss sie machte, zu wenig ernst nehmen.« Dabei steht auch Rudolf Breuss nicht allein da. Und andere sind noch extremer. Ein inzwischen verstorbener Arzt in Mittenwald hat noch längere Kuren als er verschrieben. Bei ihm mußten Krebspatienten bis zu zehn Wochen fasten – und haben es auch überlebt.

Ich erkenne durchaus auch die Verdienste erfolgreicher Medizin-Außenseiter an; wenn auch ein Teil ihrer Wirkung nicht selten vor allem auf Phantasie und Einbildungskraft ihrer Patienten zurückgeht. Ganz einer Meinung bin ich in jedem Fall mit dem Präsidenten der oberösterreichischen Ärztekammer, wenn er sagt: Es ist ein Fehler vieler Ärzte, nicht den reichen Erfahrungsschatz der Medizin insgesamt zu respektieren. Einer meiner Lehrmeiser, ein berühmter Internist, hat einmal gesagt: »Das Wertvollste in der Medizin ist die Erfahrung. Ohne sie kann sich keine Wissenschaft entfalten. Denn was ist Wissenschaft denn anderes als Wissen, das aus der Erfahrung kommt?«

Im Namen unzähliger Kranker, denen die klassische Medizin noch nicht endgültig hat helfen können, wünsche ich mir ein Ende der grenzenlosen Verherrlichung der Apparatemedizin und eine neue Hinwendung zu jenen Männern und Frauen im Dienste der Gesundheit, die Erfolge aufzuweisen haben – auch wenn der eine oder andere diese Erfolge nicht wahrhaben möchte oder sie sich nicht erklären kann.

6. Kapitel

Die Krebs-Vorsorge

Was spricht dafür, was spricht dagegen.
Gibt es eine Früherkennung?
Die hundert Warnzeichen des Krebses.

Das Sprichwort stammt zwar aus England: Vorsorge ist besser als Heilung. Doch auf die Gesetze der Krebsentstehung wollten die Engländer gerade diese Weisheit nicht ungeprüft übertragen. Sie stellten sich die Frage: Haben Personen, die regelmäßig untersucht und, wenn erforderlich, medizinisch versorgt werden, tatsächlich weniger unter Krankheiten und deren Beschwerden zu leiden?

Unter Führung des britischen Gesundheitsministeriums wurde ein bisher einmaliger Versuch gestartet. Ärzte wählten aus einem statistisch erfaßten Bevölkerungsteil von 20000 Männern und Frauen zwei Gruppen von jeweils 3500 Personen heraus, die medizinisch miteinander vergleichbar waren: Alter, Krankengeschichte, eventuelle Behandlungen oder sogar Operationen entsprachen einander in beiden Kontrollgruppen weitgehend. Das Alter der Versuchspersonen lag zwischen vierzig und vierundsechzig Jahren – in einer Lebensphase, in der chronische Krankheiten gehäuft auftreten.

Die eine Gruppe wurde vom Testbeginn an dreimal jährlich von Kopf bis Fuß eingehend untersucht, egal, ob die Betreffenden über Beschwerden klagten oder nicht. Jedem Hinweis auf ein mögliches Leiden folgte eine möglichst optimale Therapie. Den zweiten 3500 Männern und Frauen blieb diese Prozedur erspart. Sie gingen wie bisher nur dann zum Arzt, wenn sie glaubten, einen Anlaß dafür zu haben.

So lebten beide Gruppen unter ansonsten vergleichbaren Bedingungen sechs Jahre nebeneinander her. Dann werteten die Mediziner ihre Befunde aus. Das Ergebnis war eine Sensation: Die eine Gruppe war um keinen Deut gesünder als die andere. Die achtzehn Vorsorgeuntersuchungen, sämtliche Vorbeugungsmaßnahmen, die Behandlungen nach allen Regeln der ärztlichen Kunst haben den Patienten in Wahrheit nichts eingebracht. Weder waren sie insgesamt seltener krank gewesen als jene Männer und Frauen, die von den Ärzten sich selbst überlassen worden waren, noch waren bei ihnen etwaige Beschwerden unbedeutender oder gar die Sterblichkeitsrate niedriger geworden.

Der Wunsch ist so alt wie die ärztliche Kunst selbst: die Krankheit zu erkennen, ehe sie ausbricht, sie zu verhüten, ehe sie Schaden anrichtet. Neu ist jedoch die Hoffnung, die in den Patienten geweckt wird. Vor allem, wenn es um Krebs geht.

Die sogenannte Krebsvorsorge ist eine trügerische Illusion, vorgegaukelt mit marktschreierischen Mitteln, ähnlich denen der Waschmittel-Werbung, wie es in einem kritischen Report des deutschen Fernsehens zutreffend hieß.

Die Illusion beginnt schon mit den Begriffen »Vorsorgeuntersuchung« und »Früherkennung«. Sie vermitteln das Gefühl, durch die empfohlenen Maßnahmen könnte der aktive Patient dem Krebs vorbeugen. Sie wiegen ihn in der beruhigenden Hoffnung, sein Krebs würde früh genug entdeckt.

Kritische Wissenschaftler sprechen in diesem Zusammenhang vom betrogenen Patienten: »Zwar gibt es keine Diskussion darüber, daß Vorbeugen und Verhüten von Krankheiten besser und billiger als deren Behandlung ist. Aber die Krebsmedizin ist davon noch weit entfernt – gefährlich weit.« Heute steht fest: Die herkömmliche Früherkennung des Krebses trägt einen falschen Namen. Mit ihren Methoden wird nicht eine einzige Krebserkrankung im Frühstadium entdeckt. Erkannt werden erst Tumore von etwa 200 Millionen Zellen. In der Brust sind sie dann zum Beispiel schon erbsengroß.

Ihre Entwicklung liegt Jahre zurück, nicht selten Jahrzehnte. Die späte Erkennung seines Leidens raubt dem Krebskranken die günstige Aussicht auf Heilung, mit der um seine Teilnahme an Reihenuntersuchungen und an Spendenaktionen geworben wird. Slogans wie »Früherkennung ist Leben retten« wurden jahrelang mit Millionenetats aus Werbegeldern beharrlich verbreitet. Die kritischen Diskussionen namhafter Wissenschaftler darüber hat kaum eine Zeitschrift nachgedruckt. Ihre Argumente blieben jahrelang von der Öffentlichkeit unbeachtet. So auch die Attacke von Dr. Karsten Vilmar, dem Präsidenten der Bundesärztekammer, im »Deutschen Ärzteblatt«: »Vielleicht überlegt die Präsidentin der Deutschen Krebshilfe aber auch einmal, ob nicht gar der Lärm ihrer Werbetrommeln mittlerweile mehr zur Verbreitung der Krebsangst als das eingetrommelte Geld zur Bekämpfung des Krebses beigesteuert hat und wieviel Schaden dadurch entstanden sein kann?«

Die Euphorie weicht immer mehr einer Ernüchterung. Die meisten Krebsarten, die wir kennen, sind durch die empfohlenen Vorsorgeuntersuchungen nicht zu erfassen. Einzig der Gebärmutterhalskrebs, der Brustkrebs, der Dickdarm- und der Enddarmkrebs lassen sich in der ärztlichen Praxis ohne größeren zeitlichen und diagnostischen Aufwand feststellen, ehe sie sich durch bestimmte Anzeichen selbst verraten. Dies gilt auch noch für den Prostata-Krebs, aber nur bei ganz gewissenhafter und vorsichtiger Untersuchung der Prostatadrüse.

Jedoch nicht jeder Krebs, der entdeckt wird, ehe er sich selbst verrät, kann deshalb mit günstigeren Heilungschancen behandelt werden.

Eine Krebsgeschwulst wächst durch Zellteilung. Die Phase einer Teilung ist unterschiedlich lang. Im ungünstigsten Fall dauert sie nur 44 Tage, im günstigsten bis zu acht Monaten. Am Beispiel des Brustkrebses bedeutet das: Der Anfang des Wachstums einer erbsengroßen Geschwulst liegt etwa zehn Jahre zurück. Die diagnostischen Methoden der Krebserkennung werden immer feiner. Sie werden dadurch nicht immer besser. Häufig setzt erst mit dem Zeitpunkt der Erkennung die Leidenszeit des Krebskranken ein. Ein positiver Befund, das Auffinden eines Hinweises auf krebsige Veränderung, bedeutet wohl in jedem Falle eine seelische Katastrophe. Nicht immer folgt der Enttarnung des Krebsgeschehens eine erfolgreiche Behandlung.

Weil die Erkennung der Krebsgeschwulst nun früher erfolgen kann, verlängert sich erst einmal die Zeit, in der der Kranke weiß, daß er Krebs hat. Aber er lebt dadurch nicht automatisch länger. Erkennung und Behandlung verlängern sein Leiden, aber nicht sein Leben.

Ein neues Stichwort läßt die Diskussion über den Sinn von Vorsorge-Untersuchungen noch hitziger werden. Das Stichwort heißt: »Verfrüht-Erkennung«. Damit ist die Enttarnung einer beginnenden Krebserkrankung gemeint. Vielleicht wäre der Organismus noch selbst in der Lage gewesen, mit seinem Krebs ohne fremde Hilfe fertig zu werden. Diese Chance schwindet, wenn die Medizin mit Stahl und Chemie in das Geschehen seines Abwehrsystems eingreift. Die herkömmliche Krebsbehandlung stärkt die körpereigene Abwehr nicht, sondern schwächt sie. Und dann gibt es noch die Möglichkeit, daß der Untersuchte auf bloßen Verdacht hin behandelt, vielleicht sogar operiert wird, ohne daß die entdeckte Geschwulst tatsächlich bösartig war.

In einer Fernsehsendung mit dem Titel »Eine trügerische Hoffnung?« ging der Hamburger Arzt Dr. Klaus Rentzsch kritisch mit den sogenannten Vorsorgemaßnahmen ins Gericht.

Tatsächlich gibt es ernstzunehmende Argumente gegen sie:

* Vorsorge läßt den Patienten auf die Fähigkeit der Ärzte vertrauen, seine Leiden zu erkennen und zu heilen. Das Gefühl der eigenen Verantwortung wird klei-

ner. Sein gesamtes Vorbeugungsprogramm reduziert sich auf die Teilnahme an der Vorsorgeuntersuchung.

* Vorsorge ohne bösartigen Befund schenkt dem Untersuchten das Gefühl von Sicherheit. Sie ist vielleicht gar nicht angebracht. Die Gefahr ist groß, daß später erste Warnzeichen übersehen werden.
* Vorsorge kann einem Kranken mehr schaden als nützen. Sie kann einen ruhenden Krebs erst zum Ausstrahlen seiner tödlichen Zellen bringen. Der deutsche Chirurg Professor Dr. Julius Hackethal hat das am Beispiel des häufig harmlosen Prostatakrebses nachgewiesen: Sowohl die Stanzbiopsie als auch die Nadelpunktion wie auch zu kräftiges Abtasten der Prostatadrüse können einen passiven Krebs aktiv werden lassen. Hackethal rät allen Ernstes: »Laufen Sie schnell davon, wenn Ihnen ein Urologe begegnet.« Erstaunt haben im Zuge dieser Diskussion Millionen verfolgen können, wie die Mediziner einander beschimpfen wie nie zuvor: »Verbrecher«, »Psychopath«, »Schreibtischmörder«. Einer der angesehensten deutschen Urologen, Professor Dr. C. E. Alken, urteilte über den streitsüchtigen Hackethal: »Dieser Herr versteht von Prostatakrebs so viel wie eine Kuh vom Ballonfahren.«

Dabei war Hackethal nicht der erste. Schon in den sechziger Jahren haben amerikanische Krebsärzte ihren Patienten beim ersten Verdacht einer Geschwulsterkrankung ein Pflaster mit der Warnung »Do not palpate!« – nicht berühren, nicht quetschen, nicht untersuchen! – auf die Haut geklebt. Sie empfahlen, vor jedem Eingriff die Blut- und Lymphbahnen, die von der Geschwulst wegführen, abzuklemmen. So kann das Risiko des Verschleppens der Krankheit, des Ausbreitens der Krebszellen so klein wie möglich gehalten werden.

Inzwischen sind nicht nur die Patienten gegenüber den von Hackethal als gefährlich verurteilten Untersuchungsmethoden skeptisch geworden. Die Abrechnungen mit den Krankenkassen lassen erkennen: Auch viele Ärzte selbst lehnen heute diese Vorsorgemaßnahmen ab.

* Vorsorge kann irrtümlich einen Krebsbefund ergeben. Wir wissen heute: Etwa drei Prozent aller Brustamputationen waren nicht nötig. Die betroffenen Frauen hatten gar keinen Krebs. Die Zahl derart falscher Diagnosen geht vermutlich allein in der Bundesrepublik Deutschland jedes Jahr in die Hunderte. Daran ist nicht immer Schlamperei schuld, schuld sind die Methoden und die Grenzen der Früherkennungsmedizin.

Die Praxis sieht doch so aus: Ein Operationsteam entfernt einen krebsverdächtigen Knoten aus der Brust. Die Patientin liegt in Vollnarkose. In Windeseile muß ein Zellpathologe ein paar Türen weiter die schicksalhafte Frage beantworten: bösartig oder nicht? Der Knoten wird tiefgefroren, in mikroskopisch dünne Scheiben gehobelt und untersucht. Dem Gewebespezialisten bleiben nur wenige Sekunden für seinen Befund. Der Befund kann falsch sein. Nehmen wir an, er empfiehlt – sicher ist sicher – die Entfernung der ganzen Brust, dann kommt die Aufdeckung seines Irrtums zu spät. Die Patientin hat dem Chirurgen im voraus ihr Einverständnis für eine Radikaloperation gegeben.

In seinem Buch »Die Krebsmafia« zitiert der Autor Christian Bachmann den Dortmunder Pathologen Professor Dr. Herbert Otto: »Ich sehe relativ häufig nach der Schnellschnittdiagnose eines Mammakarzinoms eine amputierte Brust ohne jeden Tumorrest und ein Paket unauffälliger axillärer Lymphknoten.«

Die Patientin erfährt normalerweise nicht, daß ihre Geschwulst gar nicht bösartig war. Und die Klinik nimmt ihren Fall als geheilt in die Krebsstatistik auf.

Dem Zellpathologen selbst ist hier noch der geringste Vorwurf zu machen. Der Übergang von normalem zu verändertem Gewebe ist fließend. Eindeutige Beweise für die Bösartigkeit von Zellen gibt es nicht. Der Arzt ist bei seinem Urteil vor allem auf seine Erfahrung angewiesen. Daß es dabei um Sekunden geht, ist wirklich nicht zu verantworten. Es ist auch nicht nötig. Ein Krebs hat Jahre gebraucht, ehe er diagnostisch auffällig wurde. Nun darf es auf einige Stunden oder Tage, die eine gewissenhafte Gegenuntersuchung in Anspruch nehmen würde, wahrlich nicht ankommen.

Es ist an der Zeit, die Früherkennung auf jene Organe zu konzentrieren, wo sie segensreich wirken kann. Und es ist an der Zeit, dafür zu sorgen, daß sie diese Wirkung dort voll entfalten kann. Dies ist heute noch nicht der Fall.

Am leichtesten einer Krebsdiagnose zugänglich ist der Gebärmutterhals der Frau. Der Abstrich in der Praxis des Gynäkologen zählt für bis zu 54 Prozent aller versicherten Frauen (diese Zahl schwankt von Krankenkasse zu Krankenkasse) zur jährlichen Routine. Sie wissen zum Glück nicht, daß heute jeder fünfte Abstrich so stümperhaft abgenommen wird, daß der Pathologe daraus nichts erkennen kann. Und sie wissen auch nicht, daß die meisten Laborzentren derart überlastet sind, daß eine Kontrolle ihrer Kontrolle einfach nicht möglich ist.

Um so wichtiger wäre die Beobachtung des Patienten durch den Arzt oder durch sich selbst. Leider ist die feinsinnige Gabe früherer Bader und Quacksalber verlorengegangen. Sie haben noch nach den sogenannten Krebshaaren gesucht. Einzelne stark pigmentierte Haare in der Schläfenregion. Sie kannten die breite Palette der verdächtigen Pigmentstörungen, die das Alter häufig mit sich bringt. Sie wußten von eigenartigen Zusammenhängen zwischen Zyklusstörungen und Unterleibskrebs der Frau. Sie achteten auf die höhere Krebsgefährdung der Menschen mit Bluthochdruck, Fettsucht und Zuckerkrankheit. Je kostspieliger heute die Untersuchungsverfahren werden, und je größer ihre Fehlerquote ist, desto eher wird das übertriebene Vertrauen in die Apparate-Medizin schwinden und den Trend zu anderen Diagnoseverfahren verstärken.

Eine Gruppe New Yorker Ärzte hat im Sommer 1980 die bisher umfangreichste Liste aller Warnzeichen veröffentlicht, die ein erster Hinweis auf Krebs sein können. Es sind nicht weniger als hundert.

Die Ärzte wollen damit nicht neue Ängste entfachen. Sie halten bloß ihre Patienten für kritisch genug, um ihnen im Kampf gegen Krebs eine zusätzliche Chance zu geben.

Hundert Warnzeichen, die nicht den Arzt, sondern den Patienten alarmieren sollen, hält der eine oder andere vielleicht für übertrieben. Ich nicht. Immerhin werden heute bereits 80 Prozent aller Krebserkrankungen der Brust von den Frauen beim Abtasten selbst entdeckt.

Hier ist diese Liste:

Brust

* harter Knoten in der Brust – er kann beweglich oder unbeweglich sein
* Knoten unter dem Arm
* Grübchen in der Haut der Brust
* Eiterausfluß aus der Brustwarze
* Geschwür an der Brustwarze
* invertierte Brustwarze, wenn sie vorher aufgerichtet war
* eine nicht heilende Entzündung der Brust oder der Brustwarze
* andauernde Brustschmerzen oder ein Gefühl des Unbehagens

Lunge

* ein Raucherhusten, der hartnäckig und stark geworden ist
* der Husten eines Nichtrauchers, der länger als zwei Wochen andauert

* anhaltende Schmerzen in der Brust, die nicht mit einem Husten in Zusammenhang stehen
* Blut im Auswurf

Weibliche Geschlechtsorgane

Vulva: Jucken, Brennen, Schmerzen

Vagina: schmerzlose Blutung nach dem Geschlechtsverkehr oder nach einer Untersuchung; Blasenschmerzen und häufiges Harnlassen

Gebärmutterhals: Ungewöhnliche Blutungen oder Ausfluß; Beckenschmerzen

Gebärmutterkörper: Ungewöhnliche Blutungen besonders nach der Menopause; Unterleibs- und Rückenschmerzen

Haut

* jede Verletzung, die Schorf bildet, immer wieder aufbricht und nicht verheilt
* ein Leberfleck, der sich vergrößert, eiternd wird und leicht blutet
* ein perlen- oder wachsartiges Gewächs

Kopf und Nacken

Nase: rötliche, leicht blutende Klumpen in der Nase oder auf der Wange

Speicheldrüse: ein Knoten unterhalb des Ohrs oder des Kiefers; gelegentlich auftretender Schmerz oder Empfindlichkeit; Gesichtslähmung

Mund: weiße Flecken, eine Entzündung, die nicht verheilt, Knoten oder Verdickungen; Bluten, Schwierigkeiten beim Kauen oder Schlucken; eingeschränkte Bewegungsfähigkeit der Zunge oder des Kiefers; Beschwerden beim Gebißtragen

Oberer Rachen: samtartige rote Flecken; offene Entzündungen im Mund; Schwierigkeiten beim Atmen; Ohrenschmerzen

Unterer Rachen: Schwierigkeiten beim Schlucken, Knoten im Nacken; Schwierigkeiten beim Atmen, Ohrenschmerzen

Schilddrüse: Knoten im Nacken, ständige Heiserkeit

Kehlkopf: Heiserkeit; Knoten im Hals; erschwertes und schmerzhaftes Schlucken; Schmerzen im Ohr; rauher und geräuschvoller Atem

Speiseröhre: Schwierigkeiten beim Schlucken; brennender Schmerz im Brustkorb

Magen-Darm-Bereich (Gastrointestinal)

* Blut im Stuhlgang oder im Urin (das ist immer ein Warnsignal – man muß unmittelbar zum Arzt)
* Gefühl der ungenügenden Entleerung
* anhaltende Verstopfung oder Sodbrennen
* Bauchschmerzen oder Völlegefühl
* Brennen beim Wasserlassen
* Erbrechen
* Ertasten eines Knotens oder Klumpens im Unterleib

Gehirn und Wirbelsäule

* ungewöhnliche Kopfschmerzen, stärker als normal. Ständige Schmerzen oder Empfindlichkeit am Rükken, auf der Stirn, auf der rechten oder linken Seite des Kopfes oder hinter den Augen. Oft beim Erwachen
* Schwierigkeiten beim Sprechen
* Verlust des Gehörs, oder Klingeln und Summen in den Ohren
* Verlust des Geruchssinns
* Unregelmäßigkeit beim Bewegen der Augen
* Persönlichkeitsveränderung
* Krämpfe oder epileptische Anfälle

Männliche Geschlechtsorgane

Prostata: Schwierigkeiten beim Wasserlassen; Blut im Urin; Schmerzen im Rücken, im Becken und in den Oberschenkeln

Hoden: Vergrößerung oder Veränderung in der Konsistenz der Hoden; ein dumpfer Schmerz im Unterleib, Müdigkeit, empfindliche Brustwarzen

Penis: Pusteln, Entzündung, Knötchen, Warzen etc. auf dem Penis, gewöhnlich an der Spitze. Bluten bei der Erektion

Bei Erwachsenen: Leukämie und Lymphknotengeschwulst. Hodgkinsche Krankheit und Nicht-Hodgkinsche Lymphknotengeschwulst

* Unterleibsschmerzen, Rückenschmerzen, Beinschmerzen
* ständige Müdigkeit
* Gewichtsverlust
* nächtliche Schweißausbrüche
* Jucken
* Übelkeit und Erbrechen

Krebs bei Kindern: Akute lymphozitäre Leukämie

* Müdigkeit, Schwäche, Blässe, zu niedere Temperatur, Zahnfleischbluten, häufiges Nasenbluten, Knochen- oder Gelenkschmerzen, Vergrößerung der Lymphknoten, Vergrößerung der Leber und der Milz, stecknadelkopfgroße rote oder dunkelrote Flecken auf der Haut und/oder eine Infektion, die nicht gut auf Antibiotika anspricht und bleibt.

Die American Cancer Society, die Amerikanische Krebsgesellschaft, hat ihre Vorsorgeempfehlungen dem neuen Trend angepaßt. Wer sich gesund fühlt, braucht nicht mehr jedes Jahr einen Früherkennungstermin beim Arzt. Gleichzeitig raten amerikanische Krebsärzte jedoch dringend, mit der Vorsorge früher als bisher zu beginnen. Aus all den neuen Erfahrungen der letzten Jahre kann der gewissenhafte Arzt diese Empfehlungen geben:

* Nicht das Lebensalter der Frau, sondern ihre sexuelle

Erfahrung sollte maßgebend sein für den Beginn der Untersuchungen. Die meisten Krankenkassen übernehmen erst vom dreißigsten Lebensjahr an die Kosten für einen Pap-Abstrich jährlich. Das kann um zehn Jahre zu spät sein.

* Finden sich keinerlei Hinweise auf eine Veränderung des Zellgewebes, könnten die nächsten Untersuchungen in Abständen von drei Jahren erfolgen. Später, ab dem fünfunddreißigsten Lebensjahr, kann nach Meinung der amerikanischen Forscher G. L. Wied und W. H. Pearse in Chicago der Untersuchungszeitraum bedenkenlos auf fünf Jahre ausgedehnt werden.
* Auch die erste ärztliche Untersuchung der Brust sollte schon zwischen dem zwanzigsten und dreißigsten Lebensjahr erfolgen. Hier ist vor allem an das vorsichtige Abtasten gedacht. Die Selbstbeobachtung der Frau braucht, wenn keinerlei besorgniserregende Anzeichen auftreten, nur noch alle drei Jahre durch den Arzt kontrolliert zu werden.
* Die Methode der Mammographie sollte vor dem Erreichen des fünfzigsten Lebensjahres nur ein einziges Mal routinemäßig angewendet werden. Das Mammogramm erfaßt Tumore ab etwa der Größe einer Erbse. Es kann später beim Vergleich gewisser Veränderungen in der Brust lebensrettend werden. Außerdem gibt es Auskunft, ob die Patientin einem stärker oder schwächer vom Krebs bedrohten Typ zuzuordnen ist. Eine Brust, die hauptsächlich aus Fettgewebe besteht, ist am wenigsten gefährdet. Bei einer Brust mit uneinheitlicher Gewebestruktur dagegen ist das Risiko am größten.
* Ab dem fünfundvierzigsten Lebensjahr sollte ein Haemokult-Test darüber Auskunft geben, ob sich im Bereich des Dick- und Enddarms Hinweise auf Blutspuren entdecken lassen. Die Darmspiegelung mit dem Teleskoprohr, eine sehr unangenehme Untersuchung, wird nicht bereits nach dem vierzigsten Lebensjahr,

sondern erst nach dem fünfzigsten zur weiteren Kontrolle herangezogen.

* Die Tastuntersuchung der Prostatadrüse auf Krebs ist allenfalls mit äußerster Behutsamkeit empfehlenswert.

Obwohl das Heil der Vorsorgemedizin mit allen Mitteln der Werbung gepriesen wird, folgt heute nur jede zweite Frau diesem Aufruf. Noch mißtrauischer sind seit den kritischen Worten von Professor Dr. Julius Hackethal die Männer: Bei ihnen sind es gar nur knapp 25 Prozent. Ihr Desinteresse hat noch einen anderen Grund: Bei Lunge, Leber, Niere, Magen und Bauchspeicheldrüse gibt es ohnedies noch keine Frühdiagnostik.

In der kritischen Haltung gegenüber der herkömmlichen Vorsorge liegt eine Chance. Die Krebsmedizin stellt sich zunehmend die Aufgabe, neue Methoden zu erproben, die es ermöglichen, Veränderungen frühzeitig zu erkennen. Ein solches Verfahren wurde von einem deutschen Arzt entwickelt und in den USA in großen Versuchsreihen überprüft. Die Direktorin des Instituts für Sozial- und Arbeitsmedizin in Heidelberg, Professor Dr. Maria Blohmke, hat vor kurzem darüber die erste wissenschaftliche Arbeit geschrieben. Die Methode wertet die Wärmeabstrahlung der Haut und der übrigen Organe aus. Sie heißt deshalb Thermo-Regulations-Diagnostik. Sie funktioniert so: An Dutzenden oder Hunderten, wenn man es noch genauer nimmt, Diagnosepunkten der Haut mißt eine Infrarotsonde die abgestrahlte Wärme. Die Temperaturwerte werden von einem automatischen Drucker mitgeschrieben. Nun wird der Körper einer Belastung durch Wärme oder Kälte ausgesetzt. Dies erreicht man ganz einfach zum Beispiel dadurch, daß ein Arm der Testperson in kaltes Wasser getaucht wird. Oder indem der Untersuchte ein Präparat einnimmt, das eine ähnliche Wirkung simuliert. Nach zehn bis zwanzig Minuten werden die Messungen wiederholt. Wieder werden die Wärmewerte registriert. An einigen Haut- und Organpunkten nimmt nun die Infrarotsonde eine ganz andere Temperatur wahr. Die Abweichung der Messungen voneinander und vor allem der Bereich, in dem sie auffallend sind, erlaubt wichtige Rückschlüsse. Im Bereich des Kiefers zum Beispiel lassen solche Hinweise einen gefährlichen Entzündungsherd vermuten: einen Wurzelrest etwa, einen toten Zahn, eine eitrige Stelle, eine chronische Kiefererkrankung.

Die Heidelberger Forscherin Professor Dr. Maria Blohmke hat sich bei ihren Versuchen auf die Früherkennung von Brustkrebs konzentriert. Untersucht wurden neunzig Frauen. Von dreißig wußte man von vornherein, daß sie eine bösartige Geschwulst in ihrer Brust haben. Dreißig andere waren an Mastopathie erkrankt. Das ist eine (noch) gutartige Veränderung der Brustdrüse; sie artet später vermutlich oft in Krebs aus. Die dreißig restlichen Testpersonen waren offensichtlich gesund.

Das Ergebnis der Versuche mit der Infrarotsonde war sehr ermutigend. Bei den dreißig gesunden Frauen ergaben die Messungen keinen verdächtigen Befund. Von den insgesamt sechzig gutartigen und bösartigen Brustveränderungen hat die Sonde neunundfünfzig erkannt. Das ist eine Trefferquote von fast 99 Prozent. Eindeutig wurden mit der Thermo-Regulations-Diagnostik bereits Gewebeveränderungen im frühen Stadium aufgezeigt. Sie werden von den meisten Wissenschaftlern als Vorstadien einer jeden Krebserkrankung angesehen. Durch sie verrät sich Krebs schon zehn bis fünfzehn Jahre im voraus.

Die Mammographie beispielsweise deckt heute fast jede dritte oder vierte Geschwulst im Frühstadium auf. Über das Zellgeschehen in der langen Zeit davor gibt sie keine Auskunft.

Gute Nachrichten von der Krebsfront sind selten. Die Nachricht von der Diagnose mit der Infrarotsonde scheint eine zu sein. Sie ermöglicht erstmals, eine echte Früherkennung von krebsartigen Veränderungen. Sie hat keinerlei Nebenwirkungen, ist weder mit Schmerzen verbunden, noch unangenehm (denken wir nur an das Zusammenpressen der weiblichen Brust unter dem Mammographie-Gerät, wodurch nicht selten sogar Blutergüsse verursacht werden).

Die Messung der Wärmeregulation vermittelt dem erfahrenen Diagnostiker ein Bild vom Geschehen in den einzelnen Organen, das sich sonst erst Jahre oder Jahrzehnte später durch Schmerzen oder Komplikationen verraten würde. Der Therapeut erhält so frühzeitig den entscheidenden Hinweis, wo er seine Behandlung anzusetzen hat. In diesem Frühstadium führt meist schon das Ausheilen des Entzündungsherdes oder die Ausschaltung der Stoffwechselstörung zum Erfolg. Der Krebs hat dann keine Chance mehr.

Für die Patienten ist die Infrarot-Meßmethode ein Segen, für die Ärzte vielleicht eine Pflicht, die manchem als Last erscheinen mag. Die zwei Messungen an Hunderten von Hautpunkten nehmen den Mediziner eine halbe Stunde und länger in Anspruch. Herkömmliche Vorsorgeuntersuchungen beschäftigen ihn bloß wenige Augenblicke. Dieser Preis ist jedoch nicht zu hoch, wenn es um die Chance geht, Krebs zu verhüten.

Daß die Krebsmedizin neue Vorsorgemethoden braucht, ist unbestritten. Den Beweis dafür liefert sie selbst. Bis zu 8 Prozent aller Krebspatienten tragen außer ihrem Ersttumor und eventuellen Metastasen noch eine zweite Krebsgeschwulst in ihrem Körper. Obschon jeder Krebskranke von Beginn seines Leidens an mehr als einmal von Kopf bis Fuß gründlich durchforscht wird, bleiben diese synchronen Doppelkrebse häufig klinisch nicht erfaßt. Jeder dritte Zweittumor wird erst entdeckt, wenn der Patient bereits auf dem Seziertisch liegt. Das ist um mindestens zehn Jahre zu spät.

7. Kapitel

Wie Krebs behandelt wird

Die drei Waffen der Schulmedizin:
Stahl, Strahl und Chemotherapie.
Aber viele Schulmediziner
würden sich selbst nicht so behandeln.

Über das Geschehen an der Krebsfront läßt sich eines mit Sicherheit sagen: Den größten Fortschritt verzeichnen die Werbeabteilungen der Krebsinstitute. In ihrer Sprache heißt das Jahr für Jahr: Erfolg gelingt langsam, aber er ist echt.

In der Bundesrepublik Deutschland hat Bundeskanzler Willy Brandt 1969 in seiner Regierungserklärung zum verstärkten Feldzug gegen das Krebsübel aufgerufen. Zwei Jahre danach wurde in Washington der Sieg über dieses Leiden zum nationalen Ziel Nummer 1 erklärt. Seitdem wurden leicht sinkende Todesraten und leicht ansteigende Überlebenszeiten verkündet. Die besten Ergebnisse hat weltweit das American Cancer Institute vorzuweisen. Es war ja auch ein amerikanischer Forscher, Dr. Daniel S. Martin, der 1958 erstmals das Wunder vollbrachte, mit Medikamenten Brustkrebs zu heilen – allerdings bei operierten Mäusen. Schon sieben Jahre später gelang seinen Kollegen Dr. Howard Skipper und Frank Schabel ein vermeintlicher Triumph: Mit entsprechend starker Dosis von chemischen Präparaten gelang ihnen die Vernichtung sämtlicher Krebszellen im Körper aller Arten von Versuchstieren.

Die Übertragung ihrer Erkenntnisse auf den Menschen konfrontierte Ärzte wie Patienten mit deprimierenden Enttäuschungen. An Brustkrebs operierte Frauen wurden zusätzlich mit dem so hoffnungsvollen Krebsheilmittel behandelt. Eine Kontrollgruppe erhielt, ohne daß die Patientinnen es wußten, gleichzeitig nur Scheinpräparate, die nicht die geringste organische Wirkung hatten. Nach zehn Jahren wurde Bilanz gezogen: eine traurige Bilanz. Von den ausschließlich mit Scheinpräparaten behandelten Frauen hatten mehr überlebt.

Der euphorische Traum von einer Droge, die überall im Körper Krebszellen aufspürt und vernichtet, blieb von diesem Rückschlag unerschüttert.

Drei Strategien stehen der klinischen Krebsmedizin zur Verfügung: die Operation, die Bestrahlung, die Chemotherapie.

Chirurgie ist das Mittel der ersten Wahl bei allen Krebsarten, die feste Tumore bilden. Zum Beispiel bei Brustkrebs, Magenkrebs und Darmkrebs. Die Operation kann im Glücksfall allein Krebs heilen, der nur eine einzige Stelle befallen hat. Selbst wenn der Tumor nicht völlig beseitigt werden kann, verstärkt die Verkleinerung der wuchernden Geschwulst die Wirkung anderer Behandlungsformen. Sie kann sogar augenblicklich lebensrettend sein – zum Beispiel, wenn eine Geschwulst die Luftröhre oder eine wichtige Ader gefährlich verengt. Auch krebsvorbeugend kann eine Operation sein. Etwa, wenn Polypen im noch gutartigen Vorstadium entfernt werden.

Häufig verursacht die Krebschirurgie allerdings bleibende Behinderung, zum Beispiel, wenn ein Teil der Lunge geopfert wird. Sie kann sogar Verkrüppelung zur Folge haben, wenn der Tumor aus einem sichtbaren Körperbereich entfernt wird – denken wir nur an die Amputation einer Brust, einer Gliedmaße oder zum Beispiel an den Verlust der Stimme als Folge einer Kehlkopfoperation.

Die Krebsmedizin weicht deshalb vom Skalpell mehr und mehr auf andere Therapien aus, die vielleicht ähnlich wirksam, aber weniger zerstörend sind.

Die Bestrahlung ist wie die Operation eine lokale Therapie. Sie stützt sich auf eine einzige Erkenntnis: Krebszellen reagieren auf den vernichtenden Effekt von radioaktiven Wellen empfindsamer als gesunde Zellen. Das gilt für Röntgenstrahlen, Gammastrahlen von Kobalt und Radium, Elektronenstrahlen und Neutronenstrahlen. Manche Krebsarten reagieren darauf besonders stark, wie zum Beispiel Geschwülste in den Lymphknoten. Andere erweisen sich als ziemlich immun dagegen.

Das Ziel der Behandlung mit dem Strahl ist unterschiedlich. Sie kann das Wachstum eingrenzen. Sie kann die Geschwulst schrumpfen lassen und so vielleicht ihre operative Entfernung erleichtern oder gar erst ermöglichen. Sie kann nach einem chirurgischen Eingriff eventuell zurückbleibende Zellen vernichten. Sie kann gegen das gefürchtete Ausstreuen bösartiger Zellen gezielt sein.

Die zellzerstörenden Strahlen finden auf zwei Wegen zu ihrem Ziel: von außen oder durch das Einpflanzen radioaktiver Isotopen in die Geschwulst selbst. Bei beiden Methoden wurde in den letzten Jahrzehnten die Beeinträchtigung gesunden Gewebes durch Strahlen auf dem Weg zur Krebsgeschwulst oder in ihrer nächsten Umgebung kontinuierlich verringert. Modernste Hochvoltanlagen werden heute von Computern so präzise gesteuert, daß ihre Strahlen die angepeilte Stelle im Körper millimetergenau treffen. Die Strahlungskanone kann rund um den Patienten herumgeführt werden, um die Belastung gesunden Gewebes möglichst zu verteilen und zu reduzieren.

Bei frühentdeckten Krebsarten ist die Bestrahlung auf dem besten Wege, die Operation als erste Methode abzulösen. Diese Alternative bietet sich zum Beispiel bei der Behandlung der Prostatadrüse, der Speiseröhre und, soweit es bisher zu beurteilen ist, der erkrankten Brust.

Gegen eine Operation spricht die unvermeidliche Schwächung des körpereigenen Abwehrsystems. Gegen den Einsatz der Strahlenbehandlung sprechen die erheblichen Nebenwirkungen: Übelkeit, Erbrechen, Haarausfall und Appetitlosigkeit beeinträchtigen die Lebensqualität. Ob die Strahlenbehandlung als Langzeiteffekt vielleicht gar selbst einen neuen Krebs auslöst, kann nach heutigem Wissensstand nicht ganz ausgeschlossen werden.

Künftig wird sich die Bestrahlungsmedizin verstärkt der Neutronen-Therapie bedienen. Sie setzt auf Strahlen von noch größerer Energie, denen selbst Tumorzellen nicht mehr widerstehen dürften, die gegen radioaktive Bombardements immun sind. Das Amerikanische Krebs-Institut hat im Jahre 1979 zwölf Millionen Dollar für den Bau von vier Neutronengeneratoren bereitgestellt. Frühestens fünf Jahre nach ihrer Inbetriebnahme im Jahre 1982 wird sich zeigen, ob sich damit eine neue Krebshoffnung erfüllt. Besondere Zusatzwirkstoffe sollen dann gesundes Gewebe verstärkt vor solchen Strahlen schützen oder andererseits die Anfälligkeit der Krebszellen erhöhen.

Kaum ein Krebspatient stirbt an der Geschwulst, die seine Erkrankung offenbart hat. Stahl und Strahl sind Waffen, die von der Medizin nur lokal, an ganz bestimmten Stellen, eingesetzt werden können. Schon vor einem Vierteljahrhundert suchte die Forschung nach Krebskillern, die jede bösartig wuchernde Zelle im Körper aufspüren und zerstören können: die Droge gegen den Krebs.

Die Chemotherapie verfügt heute über mehr als fünfzig Substanzen, die das Krebsgeschehen wirksam attakkieren. Ursprünglich waren solche Medikamente nur eine allerletzte Chance nach dem Scheitern der Chirurgie und Radiotherapie. Heute ersetzt die chemische Waffe häufig bereits das Skalpell und die Bestrahlung. Oder sie wird gleichzeitig als flankierende Maßnahme eingesetzt.

Zelltötende Medikamente können hochwirksam sein. Aber eines können sie nicht: Zwischen bösartigen und gutartigen Zellen unterscheiden. Fast alle sind äußerst giftig und richten auch in den gesunden Bereichen des Körpers verheerende Schäden an. Die Chance des Patienten liegt einzig und allein in der richtigen Dosierung verschiedener Krebspräparate und ihrer Kombination mit Hormonen.

Zwölf Arten von Krebs können heute mit Chemotherapie allein in hohem Prozentsatz geheilt werden. Sie sind allesamt nicht sehr häufig, galten aber bisher als praktisch nicht behandelbar. Dazu gehören bei Kindern zu findende Formen von Leukämie und Nierenkrebs, ein fortgeschrittenes Stadium der Hodgkinschen Krankheit und ein seltener Knochentumor.

Noch größere Erfolge werden der Chemotherapie als Begleitbehandlung zugeschrieben. Vor allem bei Erkrankungen der Brust, des Magens, der Gebärmutter und der Prostata berichten Ärzte immer häufiger vom beschwerdefreien Überleben ihrer Krebspatienten.

Die jüngste Statistik des Amerikanischen Krebs-Instituts spiegelt den positiven Trend in nüchternen Zahlen wieder. Verglichen wurde die Überlebenszeit von Patienten, deren Krebserkrankung in den Jahren 1960 bis 1963 entdeckt worden war, mit Krebskranken, deren Leiden ein Jahrzehnt später ausgebrochen ist.

Prostatakrebs: Die fünf-Jahres-Überlebenszeit stieg von 50 auf 63 Prozent. Heute empfohlene klinische Behandlung: Operation und/oder Bestrahlung.

Brustkrebs: Die Überlebensrate stieg von 63 auf 68 Prozent. Heute empfohlene Therapie: Operation oder Bestrahlung.
Zusätzlich: Chemotherapie; falls der Krebs bereits die Lymphknoten befallen hat, auch Hormontherapie. Nachträgliche Bestrahlung gilt nicht mehr als lebensverlängernd.

Blasenkrebs: Die Überlebensrate stieg von 53 auf 61 Prozent. Hauptbehandlung: Bestrahlung, mitunter Operation oder Chemotherapie mittels Injektion. Zusätzliche Chemotherapie nur, wenn der Krebs bereits ausgestreut hat.

Eierstockkrebs: Die Überlebensrate stieg von 32 auf 36

Prozent. Hauptbehandlung: Operation und/oder Bestrahlung. Zusätzliche Chemotherapie nur, wenn der Krebs bereits ausgestreut hat.

Lungenkrebs: Die Überlebensrate stieg beim Mann von 7 auf 9, bei der Frau von 11 auf 14 Prozent. Hauptbehandlung: Chemotherapie für mikrozelliges Krebsgewebe; ansonsten Operation oder Bestrahlung. Zusätzliche Chemotherapie wird erprobt, noch keine Empfehlung.

Magenkrebs: Die Überlebensrate stieg von 42 auf 50 Prozent. Wichtigste Therapie: Operation. Zusätzliche Chemotherapie zeigt – nach neuesten Erkenntnissen – einigen Nutzen.

Hodgkinsche Krankheit: Die Überlebensrate stieg bei Kindern von 52 auf 90, bei Männern von 39 auf 66, bei Frauen von 48 auf 69 Prozent. Hauptbehandlung: Im Frühstadium Bestrahlung, im Spätstadium Chemotherapie.

Leukämie: Die Überlebensrate stieg von jeweils 4 Prozent bei Männern auf 27, bei Frauen auf 29, bei Kindern auf 34 Prozent. In allen Fällen wird Chemotherapie angewendet, kombiniert mit Bestrahlung oder zusätzlichen Medikamenten zum Schutz des zentralen Nervensystems vor Krebsbefall.

Die hier genannten Überlebenszeiten basieren auf Behandlungen, die vor acht Jahren der ärztlichen Kunst entsprachen. Wenn Krebsforscher heute die Ergebnisse hochrechnen, die sie von den Behandlungsmethoden der 80er Jahre erwarten, so nennen sie erheblich höhere Fünf-Jahres-Überlebensraten.

Der Direktor des amerikanischen Krebs-Instituts, Dr. Vincent DeVita gilt als führender Chemotherapeut der Welt. Sein Institut hat einen jährlichen Etat von über 1 Milliarde Dollar. Dr. DeVita ist an sich optimistisch, seine Bilanz ist es nicht: »41 Prozent aller Patienten mit einer lebensbedrohenden Krebskrankheit können über die Diagnose ihrer Krankheit hinaus mindestens noch fünf Jahre leben, wenn sie die zur Verfügung stehenden diagnostischen und therapeutischen Techniken in Anspruch nehmen.« Dr. DeVita weiß auch, daß genau dies nicht der Fall ist. Vielen Krebskranken, bei uns wie in den Vereinigten Staaten, wird eine Behandlung, die allen Regeln der ärztlichen Kunst entspricht, entweder nicht angeboten, oder sie lehnen gerade diese Therapie vehement ab, weil sie ihre Nachteile fürchten.

Die Nebenwirkungen der Chemotherapie übersteigen jene der Behandlungen mit radioaktiven Strahlen noch bei weitem. Zusätzlich zu Übelkeit, Erbrechen und Haarausfall muß der Patient körperliche Erschöpfung und seelische Depression verkraften. Überdies steigt seine Anfälligkeit gegenüber Infektionskrankheiten gefährlich an. Aber noch schlimmer ist dabei die Ungewißheit, ob die heftigen Beschwerden, die der Patient sich mit seiner Behandlung in jedem Fall einhandelt, sich letztlich lohnen.

Die Statistik zeigt: Sie lohnen eigentlich nicht. Von den 200000 Krebspatienten, die Mitte 1981 in Amerika chemotherapeutisch behandelt wurden, verzeichneten nur etwa 40000 eine spürbare Besserung. Krebsarzt Dr. DeVita sagt dazu: »Das heißt, 160000 Menschen geht es nicht besser, aber es wird ihnen übel von den Drogen.«

Offensichtlich lassen sich positive Erfahrungen nicht einfach von einem Patienten auf den anderen übertragen. Eine Behandlung, die dem einen geholfen hat, muß nicht auch für den nächsten die beste sein. Die weitere Forschung braucht Zeit, die der Krebs vielen hunderttausend Patienten nicht mehr läßt: »Wir brauchen Versuche über zehn bis fünfzehn Jahre, bis wir sagen können, ob eine neue Krebstherapie wirklich bessere Langzeitchancen bietet«, sagt Krebsforscher Dr. DeVita. »Danach dauert es weitere fünf bis zehn Jahre, bis ihr Einsatz so breit ist, daß sich die Todesraten eines Landes verringern.«

Ein Beispiel: Amerikanische Ärzte empfehlen an Brustkrebs operierten Frauen eine kombinierte Nachbehandlung mit dem Präparat L-PAM. Es wird nach der Operation ein Jahr lang gezielt eingesetzt. Eine der ersten Test-Patientinnen war 1974 die damalige First Lady Betty Ford. Diese Behandlung fällt mit einem deutlichen Rückgang der Todesrate jüngerer Brustkrebspatientinnen in den USA zusammen. Ist das Zufall? Ist es ein Erfolg der Medizin? Die Ärzte wissen es noch nicht.

Eine Studie über den Einsatz von Chemotherapie bei Enddarmkrebs wurde sogar vorzeitig abgebrochen, so gut waren ihre Ergebnisse. Wer die neuen Medikamente bekam, dem ging es offensichtlich erheblich besser. Jetzt wird diese Behandlung in den USA bereits allen Patienten zusätzlich angeboten.

Der Einsatz neuer Wirkstoffe wird häufig gerade von jenen abgelehnt, für die sie gedacht sind. Das Vertrauen der Patienten schwindet. Selbst Ärzte stehen den zelltötenden Substanzen kritisch gegenüber. Offensichtlich sind die besten Kombinationen dieser Drogen gegen die meisten Krebsarten noch nicht gefunden. Man weiß vielleicht, daß zwei Wirkstoffe effektiver sind als einer, drei jedoch nicht besser als zwei. Aber welche zwei sind optimal, und setzt man sie besser mit oder ohne Hormone ein? Noch wissen die Forscher zu wenig über Segen und Schaden der Chemotherapie. Vor allem zu wenig über ihren Langzeitnutzen.

Jedes Jahr wird an etwa 800 000 Amerikanern eine lebensbedrohende Krebserkrankung diagnostiziert. Nur etwa 40 000 von ihnen erhalten die nach neuesten Erkenntnissen vielversprechendste Behandlung. Das sind ganze 5 Prozent. Einmal, weil nur etwa 80 000 in jenen Kliniken aufgenommen werden können, die nach dem neuesten Wissensstand arbeiten. Zum anderen, weil die Hälfte von ihnen es ablehnt, Versuchskaninchen zu sein. Dabei waren nach der Statistik des amerikanischen Krebs-Instituts 95 Prozent der Testpatienten in den vergangenen zwei Jahrzehnten besser dran. An ihnen konnten neue Erfahrungen ohne Verzögerung sofort angewandt werden. Wie zum Beispiel der Einsatz der Droge THC, einer Substanz gegen die üblen Nebeneffekte der Chemotherapie, die auch im Rauschgift Marihuana vorkommt.

Ob er einer Behandlung zustimmen soll, und wenn ja, welcher – diese Frage stellt jeden Kranken vor ein großes Problem. Ärzte raten im Zweifelsfall naturgemäß dazu, lieber irgend etwas zu unternehmen, als etwas zu versäumen. Umfragen unter Medizinern ergeben jedoch immer wieder eine ganz andere Antwort. Die meisten wundern sich, wie bereitwillig Krebspatienten sich verstümmeln, verbrennen oder vergiften lassen. Die Mehrzahl der Ärzte scheint sogar die radikalen Methoden der Krebsmedizin abzulehnen, denen sich Hunderttausende von Kranken jährlich voll Gottvertrauen ausliefern.

Tatsächlich bieten selbst die offziellen Erfolgsstatistiken nicht den geringsten Anlaß zu Optimismus. In der Bundesrepublik Deutschland beispielsweise wird betont: 35 Prozent der Krebskranken können von der modernen Medizin geheilt werden.

Heißt das also, daß jeder dritte Krebs heute bereits besiegt wird?

Keineswegs.

In diese Statistiken werden nur Krebskranke aufgenommen, bei denen eine klinische Behandlung überhaupt noch sinnvoll erscheint. Patienten, die von vornherein als unheilbar angesehen werden, tauchen in dieser Rechnung gar nicht mehr auf. Sie stellen heute aber noch das Gros der Krebspatienten – vermutlich sogar zwei Drittel.

Von hundert Kranken werden also bloß dreißig bis vierzig nach allen Regeln der ärztlichen Kunst behandelt. Und von diesen dreißig bis vierzig überleben 35 Prozent – zehn bis vierzehn Patienten.

Das heißt: Sie leben noch mindestens fünf Jahre nach

dem Entdecken ihrer Krankheit. Ich finde, selbst diese Grenze ist als Maßstab für die Fähigkeiten der klinischen Krebstherapie äußerst fragwürdig. Ein Patient, der im sechsten Jahr stirbt, gilt weiterhin als geheilt.

Krebspatienten haben über die Fünf-Jahres-Grenze hinaus ein erhöhtes Todesrisiko. Das bringen die organische Belastung durch die Krankheit selbst, und dann vor allem die Auswirkungen des Einsatzes von Stahl, Strahl oder Chemie mit sich. So ist rein statistisch das Sterbensrisiko einer an Brustkrebs orperierten Frau noch siebzehn Jahre lang höher als bei einer Frau, die von dieser Krankheit verschont geblieben ist.

Überdies sagt der Begriff »Heilung« in den Statistiken nichts aus über die Lebensqualität des behandelten Patienten. Sie ist oftmals erheblich schlechter, als sie es in der Zeit war, als sein Krebs noch nicht entdeckt werden konnte.

Der sehr angesehene deutsche Radiologe Professor Dr. Dr. Ernst Krokowski hat sich wütende Proteste der Ärzteschaft eingehandelt, als er aussprach, was viele Mediziner, die das ebenfalls wissen, nicht auszusprechen wagen, »daß in den letzten 25 Jahren die Krebsbehandlung keinen Schritt vorangekommen ist«.

Krebs ist, nach allem, was wir wissen, keine lokale Krankheit. Er ist nicht allein eine Geschwulst, die man herausschneiden, die man verbrennen, die man vergiften kann. Kaum ein Krebspatient stirbt an seinem Ersttumor. Entscheidend ist häufig das Ausstreuen von Krebszellen. Dies geschieht in Schüben. Nicht selten ist die Medizin selbst daran schicksalshaft beteiligt. Schon im Jahre 1764 hat ein Londoner Arzt davor gewarnt, daß die Operation den Krebs vergrößern statt verkleinern kann. Die Professoren Dr. Dr. Ernst Krokowski und Dr. Julius Hackethal haben sich mit ähnlicher Kritik den Zorn des Medizinestablishments zugezogen. Sie wiesen darauf hin, daß gerade die vielgerühmten Früherkennungsverfahren und die häufigsten Operationsmethoden das tödliche Risiko vermutlich noch vergrößern. Die Geschwulst wird gequetscht, gestochen, geschnitten – bis sie Metastasen absondert. Nach Meinung Krokowskis können weniger als 500 solcher Krebszellen von den Abwehrkräften eines ansonsten gesunden Körpers erfolgreich bekämpft werden. Mehr aber nicht.

Professor Krokowski, ein erfahrener Röntgenologe, hat den Verlauf der Krebserkrankung in mehreren tausend Fällen mit dem Therapieprogramm der Betroffenen verglichen. Was er herausfand, ist alarmierend: »Die Metastasen sind in ganz überwiegender Zahl zu eben dem Zeitpunkt enstanden, als der Krebskranke das erstemal wegen seines Leidens ärztlich behandelt wurde.«

Wen wundert es da noch, wenn manche Ärzte für sich selber ablehnen, was sie ihren Patienten antun?

Andere Mediziner machen sich überdies für eine zweifelhafte Form der Krebsvorsorge stark. Ich nenne sie: Verhütung durch Verstümmelung. Es ist eine Methode, die immer mehr in Mode kommt.

Jede zweite Amerikanerin über vierzig hat heute schon keine Gebärmutter mehr. Die sogenannte Totaloperation wird so häufig, daß wir bald von einer Massenverstümmelung sprechen müssen. Frauenärzte handeln hier nach dem Motto: »Ein Organ, das Sie nicht mehr haben, kann Ihnen keine Sorgen mehr bereiten.«

Der Anatomie-Professor Dr. Herbert Lippert aus Hannover erregte gar Aufsehen mit der Idee, »die Brustdrüse ... zur Vorbeugung gegen Brustkrebs, schon womöglich bei Mädchen zu entfernen«. Er glaubt, damit einen Großteil der etwa zehntausend Todesfälle durch Brustkrebs jährlich verhindern zu können.

Etwa 80 Prozent aller Amerikaner entscheiden sich für die Zircumcision, die Beschneidung ihres Penis. Allein im Jahre 1973 wurde diese Operation in den USA 1 287 000mal durchgeführt.

Der menschliche Körper als Teil unserer Wegwerfgesellschaft – hier ist die Krebsmedizin eindeutig auf einem Irrweg. Tatsächlich erkranken Frauen, deren Gebärmutter entfernt wurde, dort nicht mehr an Krebs. Dafür tritt bei ihnen auffallend häufiger Brustkrebs auf. Die Krankheit sucht sich eben ein anderes Organ. Nicht bloß, daß das Risiko verlagert wird: Die Gefahr wird größer. Denn der Krebs tritt an einer Stelle auf, an der die Erkennung schwieriger und die Behandlung folgenschwerer wird. An Gebärmutterkrebs sterben heute bloß 17 von jeweils 100 000 Frauen. An Brustkrebs viermal so viele.

Eine derartige Irreführung der Patienten wäre nicht vorstellbar, wenn nicht seit zwei Jahrzehnten fast täglich aufs neue die Angst vor dem Krebs heraufbeschworen worden wäre. Gleichzeitig wurde der Segen der modernen Apparatemedizin gepriesen, die spielend auch mit Krebs fertig werden würde.

Da paßte es nicht in den Trend, wenn etwa der Radiologe Professor Krokowski beim deutschen Röntgenkongress 1977 seinen Kollegen sagte: »Die Primärgeschwulst ist doch gar nichts Schlimmes. Sie wächst sehr langsam, verursacht keine Schmerzen, und am Primärtumor stirbt kaum einer.« Der deutsche Praxisarzt Dr. Ernst van Aaken, der als Erfinder des Jogging gelten darf, wurde gar verspottet, als er sich äußerte: »Operationen sollten nur noch gestattet sein als vitale Notoperationen. Eine Frühoperation halte ich für verwerflich, denn eine innere Krankheit kann man mit dem Messer nicht entfernen. Eine Änderung in der Krebsvorsorgebehandlung und Nachsorge gibt es erst dann, wenn die Medizin erkennt, daß sie durch ihre wissenschaftlichen, anscheinend gesicherten Methoden gerade die Krebskrankheit furchtbarer macht, als sie ist – wenigstens in vielen Fällen. Hoffentlich darf der Mensch in Zukunft wieder gesund mit seinem Krebs leben und schließlich an Altersschwäche sterben, die vielleicht ein mildtätiger Krebs gewesen ist.«

Der Berliner Professor Dr. Heinz Oeser hat die interessante Frage gestellt: Was brächte uns eigentlich der Sieg über den Krebs?

Vielleicht werden Sie es nicht glauben, aber es stimmt: Einem Vierzigjährigen würden ganze zwei zusätzliche Jahre zu seiner heutigen Lebenserwartung geschenkt. Einem Fünfzigjährigen 1,7 und einem Sechzigjährigen weniger als 1,5 Jahre. Ein Siebzigjähriger dürfte mit einem Lebensabend rechnen, der acht Monate länger dauern würde als jetzt. Einem Achtzigjährigen würden ganze vier Monate geschenkt. Und wer heute ohne Krebs neunzig würde, könnte von einem Sieg über diese Krankheit vermutlich überhaupt nicht profitieren.

Insgesamt muß man wissen: Der Gewinn an Lebensjahren wäre gering, weil mit dem Lebensalter auch die Sterberate in Folge anderer Krankheitsprozesse immer stärker zunimmt.

Ich meine deshalb: Wer der Menschheit heute die Krebsangst nimmt, nimmt ihr beinahe mehr, als wenn er ihr den Krebs nähme.

8. Kapitel

Berühmte Krebspatienten

Weil du reich bist, mußt du länger leiden.
Wie John Forster Dulles, Sigmund Freud,
Lillian Board, Viktor de Kowa
und Kaiser Friedrich III. starben.

Ernest Borges, Chirurg am Tata Memorial Center, einem auf Krebs spezialisierten Krankenhaus und Forschungszentrum in der Nähe von Bombay, hatte einen sechsundfünfzigjährigen Kraftfahrer zu operieren.

Er sah sich noch einmal die Röntgenaufnahme an: Am Magenausgang, da, wo der Zwölffingerdarm ansetzt, saß ein hühnereigroßes Geschwür. Es hätte gutartig sein können. Aber die Laborbefunde sprachen dagegen. Der Mann hatte eine starke Anämie, und die Blutsenkung war die typische Tumorsenkung: 20 bis 148.

Professor Dr. Ernest Borges, ein anerkannter Krebsspezialist, wußte, daß die Chance des Mannes zu überleben nicht groß war. 20 Prozent der an Magenkrebs operierten Patienten sterben kurz nach der Operation. Weitere 60 Prozent innerhalb des ersten Jahres. Immer, wenn die Ärzte im Tata Memorial Center operierten, klammerten sie sich an die restlichen 20 Prozent – und an die vage Hoffnung, daß es doch kein Krebs sei.

Borges fühlte sich seit einigen Wochen müde und abgeschlagen. Er hatte eine Magenverstimmung gehabt. Und die Sache war noch immer nicht ausgestanden. Durch die große Glasscheibe sah er, wie der Patient an den Narkoseapparat angeschlossen wurde.

Er und seine beiden Assistenten hatten sich den Mundschutz vorgezogen und ließen sich von den Schwestern die sterilen Handschuhe überstreifen. Der Körper des Patienten war mit Tüchern bedeckt. Nur das Operationsfeld, ein etwa 20 Zentimeter breiter Streifen, der vom Brustbein bis zum Unterbauch führte, war entblößt.

Borges machte einen Hautschnitt. Er führte vom Brustbein in einem Halbkreis um den Nabel herum bis tief in den Unterbauch. Die Assistenten tupften das Blut ab und zogen mit zwei Haken die Hautschichten auseinander. Jetzt konnte Borges die Muskelschichten und das Bauchfell durchtrennen. Größere Blutgefäße wurden abgeklemmt. Kleinere Blutgefäße wurden mit dem Elektrokauter verschweißt.

Nach etwa 15 Minuten waren Magen und Darm freigelegt. Borges fuhr mit der Hand unter den rechten Rippenbogen und holte die Leber hervor. Sie war hellrosa, gut durchblutet. Dann tastete er den Magen ab und zog den Zwölffingerdarm hervor. Da, zwischen Magen und Zwölffingerdarm saß das Geschwür. Es war keine harmlose Geschwulst. Dieses knotige Gebilde, dessen Oberfläche an die Form einer überdimensionalen Brombeere erinnerte, war ein Karzinom, eine Krebsgeschwulst.

Borges fuhr mit der Hand unter den Magen. Er war bereits mit der Bauchdecke verwachsen. Jetzt ging es darum festzustellen, wie weit sich der Krebs bereits ausgebreitet hatte. Etwa fünf Zentimeter des Zwölffingerdarms waren glasig verquollen. Die Geschwulst hatte auch das unterste Drittel des Magens befallen.

Vorsichtig präparierte Borges den Magen frei. Dann untersuchte er die Bauchhöhle nach Metastasen. Er konnte nichts finden. Aber er konnte auch nicht wissen, ob das Karzinom nicht schon Krebszellen in die Blutbahn abgegeben hatte, oder ob sie in die Bauchhöhle durchgebrochen waren. Diese Krebszellen konnten sich in allen Organen festsetzen: in der Leber, in der Niere, im Rückenmark, im Gehirn. Borges konnte jetzt nur eines tun: den krebsigen Teil des Magens und des Zwölffingerdarms entfernen. Eine Sonde wurde durch die Nase des Patienten in den Magen geschoben. Sie hatte den Zweck, die Säure abzusaugen, damit sie nicht in die Bauchhöhle fließen konnte.

Borges band den Zwölffingerdarm unterhalb der Geschwulst ab. Dann klemmte er mit einem Instrument, das den Magen mit Metallklammern zuheftet, das Organ oberhalb der Mitte ab. Die Operation dauerte jetzt schon zwei Stunden. Eine Schwester wischte Borges den Schweiß von der Stirn. Zwei Stunden – das war nicht lang. Er hatte schon sechs Stunden am Operationstisch gestanden. Aber heute strengte es ihn an. Die Anspannung überwand im allgemeinen die Mattigkeit. Die Erschöpfung überfiel den Chirurgen meist erst, wenn der Eingriff vorbei war. Heute kostete es ihn Kraft, gegen diese Erschöpfung anzukämpfen. Ein unbestimmtes Gefühl der Übelkeit quälte ihn.

Borges suchte im Unterbauch nach der obersten Dünndarmschlinge. Er schnitt sie ab und nähte sie an den Magenstumpf. Jetzt konnten die Verdauungssäfte ungehindert vom Magen in den Darm fließen.

Borges richtete sich auf. Die Operation war gelungen. In den nächsten Wochen würde man dem Patienten soviel Zytostatica verabreichen, daß sich seine weißen Blutkörperchen von 8000 pro Kubikmilliliter auf 1000 reduzieren würden. Er würde Kopf- und Gliederschmerzen bekommen, und seine Haare würden ihm ausfallen. Und man würde so viel Kräftigungsmittel in ihn hineinpumpen, daß er das Krankenhaus um einige Kilo schwerer verlassen würde. Gesund oder als Todeskandidat? Der Arzt wußte es nicht. Es war wie ein Lotteriespiel, ein Zufall. Es war eine Frage, die nur das Schicksal beantworten konnte.

Borges fühlte sich jetzt wirklich elend. Er hatte Schmerzen.

»Puls- und Herzschlag?« fragte er den Anästhesisten.

»Normal.«

Borges wandte sich an seinen Assistenten.

»Machen Sie weiter«, sagte er. Das Zusammennähen des Bauchfells, der Muskel- und Hautschichten war Routinearbeit. Er konnte den Operationssaal verlassen. Er mußte ihn verlassen. Er war kaum noch fähig, sich auf den Beinen zu halten.

Im Vorraum brach Ernest Borges zusammen. Die

Ärzte diagnostizierten ein Magengeschwür. Zehn Tage später lag er auf demselben Operationstisch, an dem er heute gestanden hatte. Und der Chirurg mußte feststellen, daß das Geschwür bösartig war. Borges magerte ab. Er fühlte sich elend. Die Haare fielen ihm aus. Er wurde von dauernden Kopfschmerzen geplagt. Aber er arbeitete weiter. Die Frage, ob die Operation ihm geholfen, ob die Bestrahlungen und die Zytostatika den Rest des Lebens, der ihm noch verblieben war, lebenswerter gemacht hatten, ließ ihn nicht mehr los.

Wenige Monate vor seinem Tode hielt er in Poona, in der Nähe von Bombay, folgende Rede:

»Ich habe Tausende von Fällen chirurgisch, mit Bestrahlung und mit zytostatischen Medikamenten behandelt. Manche dieser Patienten trafen mich später wieder, und sie sagten mir: ›Herr Doktor, wenn ich gewußt hätte, was für eine Art von Leben ich jetzt führen muß, dann wäre ich nicht zu Ihnen gekommen.‹ Heute bin ich zu der Überzeugung gelangt, daß wir uns in jedem Falle fragen sollten, ob es nicht weiser sei, den Patienten vom Tode erlösen zu lassen, als zu versuchen, ihm durch Operation Erleichterung zu schaffen. Heilung ist bis heute nichts als ein Traum.«

Zu jener Zeit wurde Ernest Borges bereits von einer schweren Gelbsucht geplagt, die durch die Ausbreitung des Krebses verursacht worden war. Das hat sicherlich mit zu seinen pessimistischen Äußerungen beigetragen.

Fest steht, daß eine Heilung des Krebses, die Zukunftsforscher für das Jahr 2000 in Aussicht gestellt hatten, nach wie vor eine Utopie ist. Aber es gibt einen Fortschritt, wenngleich er in Anbetracht der Mittel, die eingesetzt werden, schneckengleich ist. Immerhin: Während vor dreißig Jahren nur einer von fünf gerettet werden konnte, ist es heute bereits einer von drei Krebskranken.

Dabei sollte klar sein, daß Früherkennung nur selten möglich ist. Krebs ist eine Krankheit, die den ganzen Organismus erfaßt, und in den meisten Fällen kann der Arzt lediglich feststellen, an welcher Körperregion der Krebs dem Patienten Beschwerden bereitet. Aber damit hat er nur die Spitze des Eisbergs lokalisiert.

Eine Beschreibung des Krankheitsverlaufs kann niemand geben – weil es, wie schon gesagt, *den* Krebs nicht gibt. Jeder Krebs entwickelt sich auf seine eigene, ganz spezifische Art. Ein Modell für die Krankheit gibt es nicht. Man kann nur einige Fälle schildern, die insofern typisch sind, als ihr Verlauf völlig verschieden ist.

Da ist der Fall der Weltrekordlerin Lillian Board, die nur sechs Monate nach Entdeckung der Krankheit an Darmkrebs starb. Da ist der Fall des Filmschauspielers Victor de Kowa, der sieben Jahre zeitweilig mit mystischen Mitteln gegen den Zungenkrebs kämpfte. Da ist der Fall des Psychoanalytikers Sigmund Freud, dessen Gaumenkrebsbehandlung verpfuscht und der dennoch geheilt wurde – aber dreizehn Jahre später noch einmal an Krebs erkrankte und nach 33 Operationen den Euthanasie-Tod starb. Da ist der Fall des deutschen Kaisers Friedrich III. Er starb an Kehlkopfkrebs, weil die seinerzeit berühmtesten Ärzte der Welt, der Engländer Morell Mackenzie und der Deutsche Rudolf Virchow, eine falsche Diagnose gestellt hatten. Die Patienten waren zwischen zweiundzwanzig (Lillian Board) und dreiundachtzig (Sigmund Freud) Jahre alt.

Ein weiterer Fall, der wie kein anderer beweist, daß die so häufig vorgebrachten Anklagen gegen den Arzt, der die Diagnose »zu spät« gestellt und nicht alles in seinen Kräften stehende getan hätte, nur zu oft keine Berechtigung haben, ist der Krankheitsverlauf des ehemaligen amerikanischen Außenministers John Forster Dulles. Er ist geradezu exemplarisch dafür, wie mit dem Einsatz aller verfügbaren Mittel an Wissen, Erfahrung, Technik und Geld letzten Endes doch nichts erreicht werden kann, wenn der Körper des Kranken selbst nicht mehr in der Lage ist, sich gegen den Feind zu wehren.

Der Fall John Forster Dulles

In der Nacht vom 2. auf den 3. November 1955 klingelte in der Wohnung von Dr. Daughton in Arlington, einem Vorort von Washington, das Telefon.

Dr. Daughton fuhr schlaftrunken auf. Er schaute auf die Uhr. Es war 3.20 Uhr. Am Telefon war Janet Dulles, die Frau des Außenminister.

»Es tut mir sehr leid«, sagte sie. »Aber meinem Mann geht es schlecht. Er hat seit mehr als drei Stunden schreckliche Magenkrämpfe. Ich habe ihm eine Wärmflasche auf den Bauch gelegt, aber es hilft nichts. Bitte, Doktor, kommen Sie.«

Eine halbe Stunde später stand Daughton am Krankenbett des Patienten. Dulles war kreidebleich. Schweiß stand auf seiner Stirn. Seine Zähne schlugen im Schüttelfrost aufeinander. Die Knie waren krampfartig angezogen.

Daughton untersuchte den Patienten. Er maß die Temperatur, horchte die Darmgeräusche ab. Er war sich nicht schlüssig. Entweder handelte es sich um eine Blinddarmentzündung oder um Divertikulitis (nach außen gestülpte, entzündliche Dickdarmgeschwülste).

Bei jedem anderen Patienten hätte Daughton eine sofortige Einlieferung ins Krankenhaus angeordnet. Aber bei Dulles zögerte er. Wenn er den Außenminister in dieser Nacht ins Hospital bringen ließ, würde es morgen die ganze Welt – die gerade in der Suez-Krise steckte – wissen. Die Politik der Vereinigten Staaten könnte einen Rückschlag erleiden. Die Gegner würden sich ermutigt fühlen.

Daughton entschloß sich, Dr. John J. Lyons an das nächtliche Krankenbett zu rufen. Lyons, ehemaliger Professor an der George-Washington-Universität, hatte einen hervorragenden Ruf als Diagnostiker.

Lyons traf um 5.30 Uhr ein. Länger als eine halbe

Stunde untersuchte er den Patienten. Er kam zu dem gleichen Resultat wie Daughton: Divertikulitis oder Appendizitis. Aber er hielt Blinddarmentzündung für wahrscheinlicher.

Daraus ergab sich für ihn nur eine Konsequenz: Der Patient mußte sofort ins Krankenhaus gebracht werden. Nur eines kam in Frage: Das Walter-Reed-Hospital. Mit seinen 226 Gebäuden und 1100 Ärzten und Schwestern gehört es zu den modernsten Behandlungs- und Forschungszentren der Welt.

Noch in der Nacht war Dr. Leonard Heaton, der Chefchirurg des Walter-Reed-Hospitals verständigt worden. In den frühen Morgenstunden wurden die notwendigen Kreislauf- und Blutuntersuchungen vorgenommen. Und während John Forster Dulles um 13.30 Uhr in den Operationssaal gefahren wurde, gab der Pressesekretär des State Departments die Erklärung ab, daß der Außenminister der Vereinigten Staaten an einer Blinddarmentzündung operiert werden müsse.

Eine halbe Stunde später wußte Dr. Heaton, daß diese Erklärung falsch war. Die kleinen Knoten, die an einem Darmabschnitt von innen nach außen durchgebrochen waren, hatten keine Ähnlichkeit mit Divertikeln, das waren Karzinome.

Trotzdem übergab der Chefchirurg einem Assistenten einige Gewebestücke, die sofort ins Labor gebracht wurden. Während Heaton auf das Ergebnis wartete, untersuchte er die Bauchhöhle Zentimeter für Zentimeter nach Metastasen. Zu seiner grenzenlosen Erleichterung konnte er nichts finden. Aber er wußte genau, daß er eventuell frei herumwandernde Krebszellen gar nicht entdecken konnte, daß er dagegen machtlos war.

Da kam die Nachricht aus dem Labor: Bei den untersuchten Gewebeteilen handelte es sich um ein Adeno-Karzinom, eine krebsartige Entartung jener Drüsen, die den Verdauungssaft absondern. Das ist eine besonders heimtückische Krebsart, die man nur selten schon im

Darm entdeckt, sondern erst, wenn sie bereits Metastasen hervorgerufen hat. Dr. Heaton betrachtete die Feststellung der Geschwülste, die sich noch auf den Darm beschränkten, als Glücksfall. Im ärztlichen Bulletin, das am späten Nachmittag herausgegeben wurde, hieß es: »Ein perforiertes Stück des Darms wurde entfernt.«

Aber die Journalisten waren mißtrauisch. Zu lange hatte die Operation gedauert. Und noch bevor Dulles aus der Narkose erwacht war, lief schon des Gerücht durch Washington: Es ist Krebs.

Dr. Heaton wußte, daß eine barmherzige Lüge oder auch nur eine Beschönigung im Falle Dulles unmöglich war. Als er gegen 17 Uhr an das Bett des Patienten trat, tönte ihm dann auch sofort die Aufforderung entgegen:

»Sagen Sie mir die Wahrheit, ohne Rückhalt. Die volle, ganze Wahrheit.«

»Es ist Krebs.« Der Arzt erklärte seinem Patienten den Verlauf der Operation.

»Wie stehen meine Chancen?«

»Ich weiß es nicht«, sagte Dr. Heaton, und es war die Wahrheit.

»Im günstigsten und im ungünstigsten Fall?« beharrte Dulles.

»Im günstigsten Falle haben wir den ganzen Krebs entfernt, und Sie sind geheilt. Im ungünstigsten Fall: ein bis zwei Jahre.«

Am 18. November verließ Dulles das Hospital und nahm seine Arbeit wieder auf. Vierundzwanzig Monate vergingen, Monate in denen der Patient vierundzwanzigmal von den größten Kapazitäten mit der größten Sorgfalt und mit den modernsten technischen Hilfsmitteln untersucht worden war, vierundzwanzig Monate, in denen es ihm gut ging, in denen er keinen Schmerz, keine Müdigkeit, keine Übelkeit spürte.

Dann plötzlich, am 3. Dezember 1958, als über der Welt die Schatten der Berlin-Krise aufgezogen waren, bekam Dulles einen erneuten heftigen Schmerzanfall.

Erst als die Krämpfe unerträglich wurden, als Durchfall ihn zwang, sein Arbeitszimmer in immer kürzeren Abständen zu verlassen, war er bereit, ins Walter-Reed-Hospital zu gehen.

Sieben Tage lang untersuchte ein Ärzteteam den Außenminister. Auf den Röntgenbildern war nichts zu sehen. Dann wurde der Darm mit einem Sigmoidoskop, einem Darmspiegel, untersucht: nichts. Schließlich nahmen die Ärzte Auswaschungen des Dickdarms vor.

Im Labor fahndete man Tag und Nacht nach Krebszellen. Es wurden keine gefunden. Entgegen dem Rat seiner Ärzte verließ Dulles das Krankenhaus. Sein Arbeitsplan: Die NATO-Tagung in Paris und Treffen mit Bundeskanzler Adenauer in Bonn. Die amerikanischen Botschaften erhielten die Anweisung, nach Möglichkeit offizielle Dinners zu vermeiden und für strenge Diät zu sorgen.

Dulles wußte, wie es um ihn stand. Seinen engsten Mitarbeitern gab er die Anweisung:

»Beobachten Sie mich genau. Es könnte sein, daß ich bei den kommenden Verhandlungen einmal versage. Sobald Sie etwas Derartiges bemerken, machen Sie mich sofort darauf aufmerksam.«

Die kommenden Wochen waren eine Qual. Er konnte nur unter Schmerzen gehen und sitzen, und das schlimmste: Er konnte nicht mehr schlafen. Nur mit hohen Dosen von Schmerzbetäubungsmitteln konnte er sich aufrecht halten.

Am 9. Februar 1959, nach einem Empfang bei Willy Brandt und dessen Frau Ruth brach er zusammen. Er wurde in sein Schlafzimmer gebracht. Der Regierende Bürgermeister von Berlin merkte nichts davon. Es war gegen ein Uhr nachts. Die Gäste hatten gerade die Privatvilla des Außenministers verlassen.

Eine Viertelstunde später waren die Ärzte Dr. Heaton und Dr. Daughton am Krankenbett.

»Ist es der Krebs?« wollte der Patient wissen.

Die Ärzte zuckten mit den Schultern. Sie schlugen eine Probe-Operation vor.

»Ausgeschlossen«, antwortete Dulles. »Wenn ich jetzt noch einmal operiert werde, dann ist alle Welt davon überzeugt, daß ich Krebs habe. Und dann bin ich kein Verhandlungspartner mehr, den man ernst nimmt.«

Die Ärzte machten den Vorschlag, der Öffentlichkeit mitzuteilen, daß sich der Außenminister einer Leistenbruch-Operation unterzogen hätte.

Dulles willigte ein. Er hatte keine Wahl mehr. Die Schmerzen waren nicht mehr zu ertragen.

Am 13. Februar 1959 wurde der Außenminister im Operationssaal Nr. 6 des Walter-Reed-Hospitals operiert. Diesmal war auch noch Generalarzt Dr. Snyder, der Leibarzt Präsident Eisenhowers, hinzugezogen worden. Um 8.03 Uhr begann der Eingriff. Außer Dr. Heaton und dessen Assistenten, Dr. Booth, stand auch noch der Lungen- und Krebschirurg Dr. Forsee am Operationstisch. Daughton und Snyder waren als Beobachter anwesend.

Als die Bauchhöhle geöffnet war, sahen sie es mit einem Blick. Knotige Geschwüre an den Darmwänden, am Bauchfell, an der Hinterwand der Blase: Karzinome. Trotzdem ließ Heaton einen Knoten im Labor untersuchen.

Fünfzehn Minuten später traf das Ergebnis ein: Auch bei den entfernten Knoten handelte es sich um Adeno-Karzinome.

Es war zu spät. Die Ärzte nähten den Patienten wieder zu. Um 8.50 Uhr wurde der Außenminister in die Suite, die eigentlich nur dem Präsidenten vorbehalten war, zurückgefahren.

Am Morgen des 14. Februar hörte Dr. Heaton die gleiche Frage, die ihm sein Patient bereits vor zwei Jahren gestellt hatte.

»Ist es Krebs?«

»Ja.«

»Wie lange noch?«

Und wieder zuckte der Arzt mit den Schultern. »Wir haben nur noch eine Möglichkeit: die Strahlen-Therapie.«

»Welche Chancen habe ich?«

»Das kann niemand voraussagen. Es ist völlig ungewiß.«

Dulles soll geantwortet haben: »Und wenn die Chance auch nur eins zu hundert beträgt, so will ich sie ergreifen. Tun Sie, was in Ihren Kräften steht. Ich werde das Meinige tun.«

Am 16. Februar versammelten sich die berühmtesten Krebsspezialisten der Vereinigten Staaten im Walter-Reed-Hospital: Dr. Zubrod vom nationalen Krebs-Institut, Spezialist für Chemotherapie; Dr. J. Ravdin, Professor der Chirurgie an der medizinischen Fakultät der Universität von Pennsylvania; Dr. Ralph Phillips, Radiologe vom Memorial Hospital in New York; Dr. Brian Blades, Professor für Chirurgie an der George-Washington-Universität.

Gemeinsam mit den Ärzten Daughton, Snyder, Lyons und Berman, dem Chef der Strahlenabteilung des Walter-Reed-Hospitals, konferierten sie über die Behandlungsmethode.

Sie kamen zu dem Ergebnis, daß nur noch die Strahlen-Therapie eine minimale Chance bieten würde. Mit der Behandlung sollte sofort begonnen werden, nachdem die Operationswunde verheilt war.

Um möglichst viele Metastasen zu treffen, entschloß man sich, jeden Tag einen anderen Bereich des Unterbauches mit Strahlen zu bombardieren. Wenn sich herausstellen sollte, daß Dulles die Behandlung verträgt, würde man ihm zusätzlich radioaktives Gold in die Bauchhöhle injizieren. Strahlenbehandlung also von außen und innen.

Es war eine schwere Entscheidung. Und es war die härteste Behandlung, die zu jener Zeit denkbar war. Niemand wußte, wie viele Krebszellen und wie viele gesunde Körperzellen zerstört werden würden. Die Darmflora würde vernichtet, die bestrahlten Zellen – gesunde und kranke – zerfallen und ihre Abfallprodukte den Körper vergiften. Darüber hinaus würde der Patient selbst so radioaktiv, daß er seine Umgebung gefährden könnte.

Vitamine und Stärkungsmittel sollten der Strahlenvergiftung des Körpers entgegenwirken. Aber niemand wußte, ob der kranke Darm mit einer plötzlich Lähmung reagieren würde.

Dulles hörte sich die Erklärung der Ärzte scheinbar unbewegt an. Nachdem sie geendet hatten, sagte er ruhig: »Ich bin bereit.«

Am 20. Februar um 10.30 Uhr morgens fuhr man Dulles in den Keller des Walter-Reed-Hospitals und legte ihn auf den Tisch. Der gewaltige Apparat wurde präzise eingestellt. Dann verließen Dr. Berman und eine Schwester den Raum. Eine Minute lang jagte eine Million Volt durch die Röntgenröhre, unter der Dulles lag. Am Nachmittag plagten ihn Übelkeit, Brechreiz und Schwindelanfälle.

Am 22., 23. und 25. Februar wurden die Bestrahlungen fortgesetzt und ihre Dauer erhöht. Am 27. hatte Dulles Geburtstag. Es war sein einundsiebzigster. Die Ärzte hatten ein besonderes Geschenk für ihn: den Bericht, daß er die Strahlenbehandlung gut vertrüge, und seine Widerstandskraft gegen die Nebenwirkungen erheblich sei. Man könne damit beginnen, ihm radioaktives Gold in die Bauchhöhle zu injizieren.

Am 3. März war es so weit. Dulles bekam Gold eingespritzt, das die sogenannten Beta- und Gamma-Strahlen aussendete. Die Beta-Strahlen sind weich. Aber die harten Gamma-Strahlen würden die Bauchdecke durchdringen, und während der ersten Tage würde man sich dem Patienten nur für Minuten und dann auch nur auf einige Meter Entfernung nähern dürfen.

Die Behandlung war mit einem unkalkulierbaren Risiko verbunden. Die bisherige Strahlenbehandlung konnte, wenn sich unerträgliche Nebenwirkungen einstellen sollten, sofort unterbrochen werden. Das radioaktive Gold hingegen würde, einmal in den Bauch des Patienten injiziert, 54 Tage lang sein Vernichtungswerk tun. Und niemand würde es aufhalten können – wie folgenschwer auch immer die Nebenwirkungen wären.

Bis zum 8. März war die Strahlenwirkung so stark, daß Dulles völlig isoliert bleiben mußte. Dann verließ er für einen kurzen Besuch zu Hause das Hospital. Der Außenminister hatte nicht nur für sich selbst schonungslose Offenheit verlangt, er hatte auch gefordert, daß der Öffentlichkeit die Wahrheit gesagt wurde. Als er deshalb am Nachmittag dieses 8. März in seinen Cadillac stieg, wartete eine große Anzahl von Reportern auf ihn. Er quälte sich ein Lächeln ab und sagte:

»Ich fühle mich ganz gut.«

Am folgenden Tag wurde die Bestrahlung von außen fortgesetzt: diesmal für fünf Minuten. Weitere achtzehn folgten. Dann kamen die Ärzte zu dem Ergebnis, daß zusätzliche Bestrahlungen nicht mehr ertragbar und nicht mehr nützlich seien.

Während der ganzen Dauer dieser Behandlung hat Dulles nie geklagt. Seine Frau aber sagte später, es sei die Hölle gewesen, ein Martyrium.

Am 29. März waren die Ärzte mit einer Entlassung aus dem Krankenhaus und einem Erholungsurlaub in Florida einverstanden. Der Arzt Dr. Edward J. Kaymin würde ihn begleiten und täglich untersuchen. Den Reportern, die ihn am Flughafen erwarteten, erklärte Dulles:

»Es geht mir sehr, sehr gut.«

Und tatsächlich erholte er sich überraschend schnell. Sein grauer Teint nahm wieder Farbe an. Er las die Zeitung, ging täglich schwimmen. Und jeden Morgen von 9.30 Uhr bis 10 Uhr wurde er von Dr. Kaymin untersucht: Gewichtskontrolle, Herztätigkeit, Blutentnahme. Das Blut wurde in das Laboratorium des Luftwaffenlazaretts in Palm Beach geschickt. Die Untersuchungen waren zufriedenstellend, die Labortests ohne Befund. Allmählich stellte sich so etwas wie leise Hoffnung ein. Sollte es dem eisernen Willen des Patienten und den vereinten Bemühungen der besten Krebsspezialisten des Landes doch noch gelungen sein, die Krankheit zu besiegen?

Der 9. April machte alle Hoffnungen zunichte. Dulles konnte den Kopf nicht mehr bewegen. Er hatte Schmerzen im Nacken.

»Möglicherweise eine Zerrung oder eine Verrenkung«, sagte Dr. Kaymin. Dulles wendete sich wortlos ab und verließ das Zimmer. Am nächsten Morgen fuhren er und Dr. Kaymin in das Luftwaffenlazarett nach Palm Beach. Um 10.30 Uhr begutachteten die Ärzte die Röntgenaufnahme: eine Geschwulst im Bereich der Nackenwirbel, die auf die Nerven drückte. Die Diagnose lautete: »Diffuse Ausbreitung des Karzinoms.«

Für John Forster Dulles gab es keine Hoffnung mehr.

Am nächsten Tag brachte ihn ein Sonderflugzeug von Palm Beach zurück ins Walter-Reed-Hospital.

Sieben Spezialisten erwarteten den Patienten: Bluthuntersuchungen, Herz-, Kreislauf-, Urin-, Gewichtskontrolle, Röntgenaufnahmen. Eine Nacht und einen Tag lang konferierten die Kapazitäten. Dann, am 14. April, erfuhr Dulles die Wahrheit. Er würde sterben, in einem Monat, allerhöchstens zwei. Seine Antwort ist überliefert:

»Nun, wir haben alles versucht. Wenn man alles Menschenmögliche getan hat und trotzdem scheitert, soll man seine Zeit nicht mit fruchtlosen Klagen vergeuden. Ich werde tun, was mir zu tun noch bleibt.«

Er bestimmte seinen Nachfolger: Christian Herter, den Senator aus Massachusetts, und gab ihm Anweisungen für die anstehenden Konferenzen.

Am 25. und 26. April machten die Ärzte noch einmal einen Versuch: Sie bestrahlten die Geschwulst im Nakken. Aber die Nebenwirkungen waren für den Patienten unerträglich. Er erbrach Schleim und Galle, und die Schmerzen in seiner Brust waren so groß, daß er glaubte, sie würden ihm die Rippen sprengen.

Von nun an begnügten sich die Ärzte, ihm durch Betäubungsmittel die Schmerzen erträglicher zu machen. Er konnte nicht mehr laufen, sich nicht mehr aus eigener Kraft aufrichten. Man setzte ihn tagsüber in einen Rollstuhl, mit dem er häufig ans Fenster fuhr.

Am 8. Mai bekam er Fieber. Er hustete. Die Schmerzen wurden stärker. Die Morphiumgaben mußten erhöht werden. Lungenentzündung diagnostizierten die Ärzte. Durch die vielen Medikamente, die das Zellwachstum hemmen sollten, war die Widerstandsfähigkeit des Organismus so geschwächt, daß er sich gegen Bakterien nicht mehr zur Wehr setzen konnte. Außerdem befürchtete man, daß der Krebs jetzt auch die Lunge ergriffen hatte.

Dulles erhielt große Mengen von Antibiotika, die die Bakterien töten sollten. Aber sie erzielten kaum eine Wirkung.

Am 10. Mai verfärbte sich der Teint des Patienten. Der Krebs hatte die Leber befallen. Die Medikamente mußten jetzt in so hohen Dosen verabreicht werden, daß sich John Forster Dulles beständig in einem Dämmerzustand befand.

Er starb mit einundsiebzig Jahren am 24. Mai morgens um 5.30 Uhr.

Der Fall Sigmund Freud

Daß man bei Krebs sogar zweimal eine Chance haben kann, beweist der Leidensweg des Dr. med. Sigmund Freud, des Vaters der Psychoanalyse.

Er war siebenundsechzig, als er an Krebs erkrankte. Er wurde geheilt, und war dreiundachtzig, als er der Krankheit erlag. In der Zwischenzeit mußte er ungezählte Operationen über sich ergehen lassen. Und schließlich brachte ihn nicht der Krebs um, sondern die barmherzige Morphiumspritze eines Freundes.

Sigmund Freud hätte mit großer Wahrscheinlichkeit weniger leiden müssen, wenn er ganz zu Anfang, als die Krankheit entdeckt wurde, nicht unzureichend, leichtfertig und unsachgemäß behandelt worden wäre.

Es war Anfang April 1923. Freud hielt Sprechstunde ab in seiner Wohnung in der Berggasse 19, im IX. Wiener Bezirk. Patienten, die von Depressionen gequält wurden, die an Ängsten, Neurosen, Komplexen litten, kamen zu ihm, um die Ursache ihrer Leiden aufzuspüren und auf diese Weise von ihnen geheilt zu werden.

Während Freud mit seinen Patienten sprach – er behandelte nie mehr als zehn pro Tag – fuhr seine Zunge immer wieder über den Gaumen. Er fühlte kleine, linsengroße Geschwülste.

Er war nicht allzu beunruhigt. Schon vor sechs Jahren hatte er derartige Wucherungen im Mund gehabt, die sich nach einiger Zeit von selber wieder zurückbildeten. Die Ärzte hatten damals eine Leukoplakie (harmlose Schleimhautgeschwülste) festgestellt und ihm dringend geraten, das Rauchen aufzugeben.

Aber Freud war nikotinsüchtig. Er behauptete, ohne zu rauchen nicht denken, nicht arbeiten, nicht schreiben zu können. Die Mundgeschwülste betrachtete er als einen Tribut, den er seiner Sucht zahlen mußte.

Diesmal jedoch gingen die Geschwülste nicht von

selbst zurück. Sie wurden größer, und schließlich hatte Freud solche Schmerzen, daß er nur mit Mühe sprechen konnte.

Mitte April schließlich wandte sich Freud an zwei Freunde: an den Dermatologen Dr. Maxim Steiner und den Internisten Dr. Felix Deutsch.

Sie untersuchten ihn, und ihre übereinstimmende Diagnose lautete: Epitheliom – Gaumenkrebs.

Viel Unbegreifliches, Verhängnisvolles geschah in jenen Tagen. Ob aus Mitleid oder Feigheit – die Ärzte verschwiegen Freud die Diagnose, ja, sie logen ihn sogar an. Sie sagten ihm, es handele sich wiederum um Leukoplakie. Diesmal aber um eine schlimmere Form, und er täte gut daran, sich die Geschwülste wegschneiden zu lassen.

Und Sigmund Freud, der erfahrene Arzt, der die Symptome des Krebses nur zu genau kannte, schien der barmherzigen Lüge Glauben zu schenken. Anders ist es nicht zu erklären, daß er die Operation nicht von dem weltbekannten Wiener Kieferspezialisten Professor Hans Pichler vornehmen ließ, sondern von dem bekannten Pathologen, aber chirurgisch unerfahrenen Dr. Markus Hajek. Und auch die Freunde, Dr. Steiner und Dr. Deutsch, warnten ihn nicht davor, den Eingriff ambulant, sozusagen im Vorübergehen, vornehmen zu lassen.

Deutsch begleitete Freud sogar in die Klinik, wo der Eingriff nicht einmal im Operationssaal, sondern lediglich im Sprechzimmer unter örtlicher Betäubung durchgeführt wurde.

Deutsch wartete im Vorzimmer. Er wollte Freud nach der Operation sofort wieder nach Hause bringen. Aber dem Patienten ging es unerwarteterweise schlecht. Er hatte sehr viel Blut verloren, und Dr. Hajek legte ihn auf eine Pritsche in einem kleinen Zweibettzimmer, in dem bereits ein geisteskranker Minderwüchsiger lag.

Es war Mittagszeit. In der Klinik von Dr. Hajek schien man sich der Ruhe hinzugeben. Jedenfalls kümmerte sich niemand um Freud, der plötzlich starke Blutungen bekam.

Der Patient läutete. Aber die Klingel funktionierte nicht. Er war zu schwach zum Aufstehen. Und durch die Mundoperation war er unfähig, um Hilfe zu rufen.

Es war der kleinwüchsige Kretin, der ihm das Leben rettete. In Panik geraten durch das Blut, das unaufhörlich aus Freuds Mund floß, lief er schreiend aus dem Zimmer. Endlich kam ein Arzt, dem es mit Mühe gelang, die Blutungen zu stillen.

Dr. Deutsch verständigte inzwischen Freuds Familie. Frau und Tochter hatten keine Ahnung von dem Eingriff. Entweder hatte Freud ihn selbst für so harmlos gehalten, daß es ihm überflüssig erschien, seine Familie zu beunruhigen, oder auch ihm hatte der Mut zur Wahrheit gefehlt.

Anna, Freuds Tochter, ging sofort in das Hospital und verbrachte die Nacht am Bett ihres Vaters. Gegen 1 Uhr wurde sein Zustand so bedenklich, daß sie die Schwester rief. Die wiederum verständigte den Arzt. Doch der schlief bereits und ließ ausrichten, daß er am nächsten Morgen nach dem Patienten sehen werde. Er kam, schickte Freud nach Hause und überwies ihn an Dr. Guido Holzknecht, Direktor der radiologischen Abteilung der Wiener Universitätsklinik.

Dr. Max Schur, der spätere Hausarzt Freuds, schrieb über diese unbegreifliche Behandlung:

»Daß Hajek sich mit einer lokalen Exzision zufriedengab, die, wie er wissen mußte, die Ausbreitung des Krebses nicht zum Stillstand bringen konnte, läßt sich nur durch die Annahme erklären, daß er den Fall als hoffnungslos aufgegeben hatte und deshalb nur pro forma eine kleine Operation vornahm. Daß Hajek die nicht ganz kleine Exzision in der Ambulanz durchführte und dann Freud nach seiner Blutung ohne richtige ärztliche und pflegerische Betreuung ließ, wäre in jedem Falle unentschuldbar gewesen, auch wenn der Patient nicht jemand gewesen wäre, der Weltruhm erlangt hätte ...«

Die Röntgenbestrahlungen schwächten Freud zunächst noch mehr. Er litt an Übelkeit und Kopfweh. Sein Gaumen bereitete ihm Schmerzen. Ende Juni fuhr er nach Südtirol, dann nach Rom. Er fühlte sich schwach, lag viel, und immer wieder blutete er aus dem Mund. Im August spürte er, daß sich erneut Geschwüre am Gaumen gebildet hatten. Er schrieb an seinen Freund Dr. Deutsch, daß es ihm schlecht ginge.

Deutsch wußte, daß er einen verhängnisvollen Fehler begangen hatte. Daß es falsch gewesen war, Freud nicht die Wahrheit gesagt zu haben, daß es unverantwortlich gewesen war, ihn von Hajek behandeln zu lassen.

Diesmal ging Deutsch zu Professor Pichler. Pichler war eine Kapazität auf dem Gebiet der Kieferchirurgie. Im ersten Weltkrieg hatte er zahllosen Soldaten, deren Kiefer von Kugeln oder Granaten zerschmettert waren, durch kühne, radikale Eingriffe das Leben gerettet; und er hatte ihnen Prothesen angefertigt, die ihnen wieder ein menschliches Aussehen verliehen.

Pichler hörte sich die Krankheitsgeschichte Freuds ohne jeden Kommentar an. Dann sagte er: »Bevor ich ein Urteil abgeben kann, muß ich ihn sehen.«

Am 26. September untersuchte Pichler seinen berühmten Patienten. Er stellte eine große eitrige Geschwulst am weichen Gaumen fest und mußte erkennen, daß sich der Krebs bereits über die Wange und den Unterkiefer ausgebreitet hatte.

»Nun?« fragte Freud, als die Untersuchung beendet war. Professor Pichler wich der Antwort nicht aus.

»Sie haben Epithelialkrebs in einem fortgeschrittenen Stadium. Wenn Sie es wünschen, werde ich Sie operieren. Aber es wird eine sehr große Operation werden, und ihr Ausgang ist ungewiß.«

»Habe ich eine Chance?«

»Wenn ich Sie operiere – ja.«

Die Operation wurde auf den 4. Oktober 1923 festgesetzt. Später, nach dem Tod Freuds, erfuhr man, daß Pichler selbst das Risiko eines solchen Eingriffs, den er in diesem Ausmaß noch nie vorgenommen hatte, scheute. Er ging in die Anatomie und probte an Leichen die Schnittführung.

Als es dann so weit war, entschloß er sich in letzter Minute, die Operation in zwei Etappen durchzuführen. Er machte zunächst nur einen Eingriff, der die Ausschwemmung der Krebszellen in den Körper verhindern sollte: Er band die äußere Karotis – die Kopf-Halsschlagader – ab und entfernte anschließend die Unterkiefer- und die Jugulardrüsen an der vorderen Halsseite.

Am 12. Oktober fand dann die große Operation statt. Sie dauerte sechseinhalb Stunden, und in Pichlers Operationsbericht kann man lesen: »Resektion des größeren Teils des rechten Oberkiefers, eines beträchtlichen Teils des Unterkiefers, des rechten weichen Gaumens, der Backen- und Zungenschleimhaut. Hautverpflanzungen auf jene Teile der Schleimhaut, die nicht vernäht werden konnten. Einsetzen der Prothesen . . .«

Zu einer Zeit, in der man noch keine Antibiotika und keine künstliche, intravenöse Ernährung kannte, erscheint es wie ein Wunder, daß Freud einen derartigen Eingriff überleben konnte. Am 28. Oktober wurde er aus der Universitätsklinik nach Hause entlassen. Tag für Tag ging Pichler in die Berggasse 19 und untersuchte seinen Patienten. Am 7. November entdeckte er am Unterkiefer unter dem verpflanzten Gewebe einen winzigen Eiterpunkt. Er entnahm eine Probe und ließ sie untersuchen. Das Ergebnis: Krebs.

Dr. Max Schur schrieb später:

»Die meisten Ärzte hätten jetzt aufgegeben. Pichler sagte Freud die Wahrheit, schlug eine sofortige weitere Operation vor, und Freud gab seine Zustimmung. Die Operation wurde noch am selben Nachmittag durchgeführt . . . Es wurde eine weitere Resektion des Unterkiefers und der weichen Gewebe vorgenommen – mit erheblichem Blutverlust ...«

In einem großen Teil der Literatur über Freud kann man nachlesen, daß der große Psychoanalytiker im Verlauf seiner sechzehn Jahre dauernden Krankheit dreiunddreißig Krebsoperationen über sich ergehen lassen mußte. Das ist falsch.

Freuds Krebserkrankung wurde Mitte April 1923 entdeckt. Und mit dem verpfuschten Eingriff von Hajek wurde Freud nur viermal wegen Krebs operiert. Die Radikaloperation von Pichler am 7. November 1923 war erfolgreich. Der Chirurg hatte alle Krebsherde entfernen können. Freud war geheilt.

Alle weiteren Operationen, und es waren im ganzen weit mehr als dreiunddreißig, müssen zwar als Folge seiner Krebserkrankung betrachtet werden, sie hatten aber nichts zu tun mit der Bekämpfung oder Heilung der Krankheit.

Den ersten Eingriff, den Freud nur zehn Tage nach der großen Operation an sich vornehmen ließ, war eine Trennung der Samenleiter von den Hoden, die sogenannte Vasoligatur, mit der der Wiener Physiologe Professor Dr. Eugen Steinach die Potenz älterer Männer wiederherstellen wollte.

Dieser Eingriff diente den Nationalsozialisten als Vorwand, den Psychoanalytiker als »alten, geilen Juden« zu verunglimpfen.

Tatsächlich hat sich Freud aus völlig anderen Gründen dieser harmlosen Operation unterzogen. Steinach glaubte, und bewies es durch eine große Anzahl von Tierexperimenten, daß durch eine Sperrung der äußeren Sekretion, die Gonaden (Geschlechtsdrüsen) dazu gebracht werden, die innere Sekretion zu verstärken. Das heißt: Die Hormonproduktion wird angeregt.

In einem Wirbel sondergleichen wurde die Steinachsche »Verjüngungsmethode« publik gemacht. Patienten aus aller Welt liefen dem Professor das Haus ein. Und

Steinach, ein seriöser Wissenschaftler, war diesem Rummel hilflos ausgeliefert.

Freud und die meisten Wissenschaftler jener Zeit, glaubten tatsächlich, daß man durch eine Abbindung der Samengänge den Gesamtorganismus verjüngen könne. Und Freud war schon damals der Meinung – die sich inzwischen als richtig erwiesen hat – daß Krebs eine Krankheit des Alters ist. Er glaubte also, durch den Eingriff, den er für eine Verjüngung hielt, die Ausbreitung des Krebses verhindern zu können.

Ob es nun die Vasoligatur des Professors Steinach oder – was wahrscheinlicher ist – die Operation des Professors Pichler war, Freud war geheilt. Aber seine Qualen waren damit nicht zu Ende. Es stellte sich nämlich heraus, daß es keinen Chirurgen gab, der imstande gewesen wäre, eine passende Prothese zu konstruieren. Wenn sie so angefertigt war, daß sie Mund- und Nasenhöhle präzise voneinander abschloß, dann scheuerte sie den Patienten wund. Machte man die Prothese, um die Reibung zu vermindern, ein wenig kleiner, konnte Freud nicht richtig essen, trinken und sprechen.

Und er hatte Schwierigkeiten beim Rauchen. So sehr ihn die Ärzte auch davor warnten, so eindringlich sie ihm klar machten, daß dieses Laster den Krebs erneut zum Ausbruch bringen könne – Freud war nicht imstande, seine Sucht zu besiegen.

Allein im Jahre 1924 mußten vierundsiebzig Prothesenkorrekturen vorgenommen werden. 1925 waren es neundundsechzig. Und so ging es weiter, Jahr für Jahr. Hinzu kam, daß seine nie ausgehende Zigarre erneut zu Leukoplakie führte. Immer wieder wurden in seinem Mund gutartige Geschwülste und Wucherungen entdeckt, die durch Ausschneiden oder Ausbrennen beseitigt werden mußten. Die Operationen wurden teils unter Lokalanästhesie, teils unter Vollnarkose durchgeführt. Manchmal dauerte der Eingriff ein paar Minuten, manchmal über eine Stunde. Und die Angst, daß eines dieser Geschwülste wieder einmal bösartig sein könne, verließ Freud ein Leben lang nicht.

Dreizehn Jahre nach der Radikaloperation Pichlers, im März 1936, war es soweit. Eine der Geschwülste, die entfernt worden war, erwies sich als krebsig. Mit Sicherheit handelte es sich dabei nicht um Metastasen der ersten Krebserkrankung. Heute, da man weiß, wie sehr die Abwehrkraft des Körpers von dem seelischen Zustand des Menschen abhängig ist, drängt sich eine andere Erklärung für Freuds neuerliche Erkrankung auf:

Im Mai 1933 hatten die Nazis Freuds Bücher verbrannt. Mit dem pathetisch ausgerufenen Satz: »Gegen die seelenzerstörende Überschätzung des Sexuallebens und für den Adel der menschlichen Seele übergebe ich den Flammen die Schriften eines gewissen Sigmund Freud«, schien das Lebenswerk des greisen Forschers zerstört.

Freud war ein gebrochener Mann. Der Kummer, die Sorgen, die grenzenlose Enttäuschung leisteten der Krankheit Vorschub. Am 4. Juni, knapp vier Wochen nach dem Einmarsch der Nazis in Österreich, verließ Freud mit seiner Familie Wien und übersiedelte nach London. Sein Hausarzt, Dr. Schur, begleitete ihn. Bis zum Jahre 1939 mußte Freud noch neunmal operiert werden. Dann gaben die Ärzte auf. Max Schur schrieb:

»Die Krankheit nahm ihren unaufhaltsamen Verlauf. Die Haut über den Backenknochen wurde gangränös (jauchig, zerfallend). Es entstand schließlich ein Loch und eine offene Verbindung zwischen Mundhöhle und außen. Der Geruch wurde immer schlimmer. Über Freuds Bett mußte ein Moskitonetz gehängt werden, weil der Geruch die Fliegen anlockte . . .«

Am 21. September 1939 erinnerte Freud seinen Freund Max Schur an ein altes Versprechen: ihn zu erlösen, wenn er nicht mehr menschenwürdig leben, wenn er die Schmerzen nicht mehr ertragen könne.

Am 22. September gegen 23 Uhr gab Schur seinem

Freund eine Injektion von zwei Zentigramm Morphium. Freud schlief ein, erleichtert, schmerzbefreit. Nach etwa zwei Stunden wiederholte Schur die Injektion.

Freud hat es nicht mehr gespürt, und er wachte nicht mehr auf. Um drei Uhr morgens tat er seinen letzten Atemzug. Sein Leben, das er »eine kleine Insel Schmerz, schwimmend auf einem Ozean von Indifferenz« genannt hatte, war erloschen.

Der Fall Lillian Board

Sie war das Sunny Girl des internationalen Sports. Sie war Europas schnellste Leichtathletin. Michel Clare schwärmte in »L'Equipe«, der in Paris erscheinenden größten Sportzeitung der Welt: »Lillian Board ist blond, rotbackig, heiter und auch im Wuchs wie ein Modell von Rubens.«

Lillian Boards Aufstieg in die Weltklasse war kometenhaft. 1967, mit neunzehn Jahren, stellte die Tochter eines englischen Maurers den europäischen Junioren-Rekord über 400 Meter auf. Ein Jahr später gewann sie die Silbermedaille bei den Olympischen Spielen in Mexiko. 1969 wurde sie in Athen Europameisterin über 800 Meter. Am 1. Januar 1970 erhielt sie aus der Hand Königin Elisabeths einen Orden.

»Ich wäre sehr enttäuscht«, sagte sie in dieser Stunde des Glücks, »wenn ich 1970 den 800-Meter-Weltrekord nicht unter zwei Minuten drücken würde.«

Während sie in Begleitung ihres Verlobten, des englischen Sportjournalisten David Emery, nach Hause fuhr, griff sie verstohlen in die Tasche, fuhr sich mit der Hand über den Mund und schluckte dabei, ohne daß jemand es bemerkte, eine Tablette.

Seit etwa einem Vierteljahr litt Lillian Board an Magenschmerzen. Nicht besonders heftig, aber ziemlich hartnäckig. Sie sprach nicht darüber. Sie hatte Angst, daß ihre Eltern oder ihr Verlobter sie zwingen würden, zum Arzt zu gehen. Und Ärzte, so glaubte sie, fänden immer etwas.

Lillian hatte keine Zeit, krank zu sein. Sie mußte trainieren. Am 13. Juni war in Edinburgh ein 4 × 800 Meter-Staffellauf gegen die deutsche Mannschaft. Da mußte sie in Höchstform sein.

Sie war es. An diesem Tag lief sie Weltrekord. Am Abend war eine Feier. Sekt wurde ausgeschenkt. Aber

Lillian konnte ihn nicht trinken. Und sie konnte auch nichts essen. Ihr war übel, und sie hatte Kopfschmerzen. Sie schluckte ein paar Tabletten. Die Schmerzen ließen nach. Aber der Widerwille, etwas zu essen, blieb.

Ihrem Verlobten sagte sie, es seien die Aufregung und die Anstrengung.

Sie gönnte sich keine Ruhe. Eine Woche später, am 20. Juni, waren die englischen Meisterschaften. Lillian war fest entschlossen, einen neuen Weltrekord aufzustellen. Sie trainierte so hart wie nie zuvor. Es sollte der letzte Lauf der Europameisterin sein.

Nicht als erste, sondern als dritte lief sie durchs Ziel. Und nach dem Lauf brach sie zusammen. Diesmal war es nicht Erschöpfung, es waren Magenkrämpfe. Mit Tränen in den Augen sagte sie: »Ich war so sicher zu gewinnen. Aber auf der Zielgeraden wollte mein Körper nicht mehr, wie mein Wille es befahl.« Auf den letzten 100 Metern spürte sie fürchterliche Stiche im Rücken.

Jetzt erst ging sie zum Arzt. Er untersuchte sie, konnte aber nichts finden. »Funktionelle Störungen«, sagte er, »die Anspannung, die Überanstrengung . . .« Trotzdem gab er den Eltern den dringenden Rat, Lillian ins Krankenhaus zu bringen.

Drei Wochen lag sie in der Klinik. Sie wurde geröntgt, es wurden Blutuntersuchungen gemacht, alle nur möglichen Tests wurden vorgenommen. Es konnte nichts gefunden werden.

Die Ruhe, die Pflege, die Diät hatten Lillians Zustand gebessert. Als sie nach Hause entlassen wurde, fühlte sie sich wohl. Sie war fest entschlossen, das Training so bald wie möglich wiederaufzunehmen.

Aber schon nach acht Tagen kamen die Schmerzen erneut, schlimmer als zuvor. Sie brachte kaum noch einen Bissen hinunter und verbrachte viele Stunden des Tages im Bett. Drei Wochen, nachdem sie aus dem Krankenhaus entlassen worden war, wurde sie erneut eingeliefert.

Die Ärzte standen vor einem Rätsel. Sie entschlossen sich, Lillian Boards Bauch zu öffnen, um nachzusehen, woher die Beschwerden kamen. Am Morgen des 22. September fand die Operation statt. Am Mittag erfuhren die Angehörigen die Diagnose: Darmkrebs mit Tochtergeschwülsten im Magen und im gesamten Bauchraum. Die Tumore konnten nicht mehr entfernt werden. Eine Strahlenbehandlung hätte die Patientin nur zusätzlich belastet.

Alles, was man tun konnte, war: Ihr die Schmerzen, die immer ärger werden würden, zu erleichtern, und ihr die tödliche Diagnose zu verschweigen.

So lange keine Hoffnung war, hielten sich alle Familienmitglieder an dieses Gebot. Der Kranken, die in kurzer Zeit von 62 auf 35 Kilo abmagerte, sagten sie, daß sie Magengeschwüre und eine chronische Magenschleimhautentzündung hätte. Ruhe und Diät würden sie heilen. Es würde lange dauern, aber es würde alles gut werden.

Da lief am 3. November im englischen Fernsehen eine Sendung über die Krebsklinik von Dr. Issels am Tegernsee in Rottach-Egern. Alle Familienmitglieder saßen vor dem Fernsehschirm – auch Lillian. Aber sie schöpfte keinen Verdacht.

Die Eltern und David Emery aber schöpften Hoffnung. Sie waren überzeugt: Wenn es noch eine Rettung für Lillian gab, dann war es die Ringberg-Klinik. Noch in der gleichen Nacht telefonierten sie mit Issels. Er sagte: »Bringen Sie sie her.«

Jetzt mußte man Lillian die Wahrheit sagen. Mit unbewegtem Gesicht hörte sie zu. Als ihr Vater geendet hatte, schwieg sie. Dann sagte sie:

»Bringt mich zu Dr. Issels.«

Am 7. November brach die englische Presse ihr Schweigen. Die »Daily Mail«, jene Zeitung, an der Lillians Verlobter arbeitete, erschien mit der fünfspaltigen Schlagzeile:

»Lillian Board ist schwer krank.«

Zur gleichen Zeit flogen Lillian und David Emery nach München. Ein Wagen der Ringberg-Klinik holte sie am Flughafen ab. Als Dr. Issels sie begrüßte, antwortete sie:

»Ich bin dankbar, daß man mir gesagt hat, wie krank ich bin. Mein Vater hat mir Mut gemacht, daß ich noch eine Chance habe.«

Lillian befolgte die Anweisungen Dr. Issels genau, und sie erholte sich auf eine fast wunderbare Weise.

Kaum ein anderer Arzt war zu jener Zeit so umstritten wie Dr. Josef Issels. Diejenigen, denen er geholfen hatte, nannten ihn einen Wunderheiler. Für andere wiederum, vornehmlich für die Vertreter der herrschenden Lehrmeinung, war er ein gefährlicher Scharlatan. Wie immer man zu den Methoden Dr. Issels stehen mag, seine Theorie über das Wesen und die Entstehung des Krebses wird heute von vielen namhaften Wissenschaftlern geteilt.

Dr. Issels war, entgegen der Meinung der Schulmedizin, zu der Überzeugung gelangt, daß Krebs keine lokale, also örtlich begrenzte Erkrankung sei, sondern daß es sich dabei um eine Erkrankung des ganzen Körpers handelte. Den Tumor betrachtete Issels lediglich als den Ausbruchsherd der Krankheit.

Aus dieser ganzheitlichen Betrachtungsweise ergab sich auch eine entsprechende Behandlung. In seinem Buch »Mehr Heilung vom Krebs« schreibt Issels:

»Die ganzheitlich kombinierte Krebstherapie ist sowohl gegen die Krankheit als auch gegen die Geschwulst gerichtet.« Und an anderer Stelle heißt es: »Die Krebstherapie sollte immer eine kombinierte Therapie – eine ganzheitliche und lokale – sein.«

Ausgehend von seiner Theorie, wonach in einem gesunden, abwehrstarken Körper die Krebszelle keine Chance hat, sich zu einer Tumorzelle zu entwickeln, bestand seine Behandlung vor allem darin, durch eine besondere Ernährung die Abwehrkräfte des Körpers zu stärken, durch Aufnahme großer Flüssigkeitsmengen zu verhindern, daß sich schädliche Schlacken im Körper festsetzen, durch die Beseitigung von Entzündungsherden (vor allem Mandeln und Zähne) eine Vergiftung oder Schwächung des Organismus zu verhindern.

Seine Vorstellungen über gesunde Ernährung faßte er in zwölf Geboten zusammen:

1. Auf vollwertige Versorgung mit allen Vitalstoffen achten.
2. Was man roh essen kann, soll man nicht kochen.
3. Jede Überernährung ist unbedingt schädlich.
4. Auf den Tagesrhythmus der Stoffwechselvorgänge achten.
5. Sechs kleine Mahlzeiten sind bekömmlicher als drei große.
6. Auf Vollwert und Giftfreiheit der Nahrung achten. Sie soll auf biologisch hochwertigem Boden erzeugt und nicht mit chemischen Fremdstoffen verunreinigt sein.
7. Auf vollwertige Eiweißversorgung,
8. vollwertige Fettversorgung,
9. Vollwertigkeit der Kohlehydrate,
10. ausgeglichene Säure-Basen-Bilanz,
11. ausgeglichene Mineralbilanz,
12. ausreichende Wasseraufnahme zwischen den Mahlzeiten achten.

Dr. Issels, der durchaus nicht gegen Operation und Bestrahlung war, die er für eine notwendige Therapie zur Bekämpfung des Krankheitsherdes, des Tumors hielt, war überzeugt davon, daß seine Ernährungsvorschriften dem Krebs wirkungsvoll vorbeugen und die Nachbehandlung erfolgreich unterstützen könnten.

Lillian Board hielt sich streng an diese Vorschriften. Sie trank täglich mindestens zwei Liter ungezuckerten

Apfeltee. Und Dr. Issels untersuchte Zähne und Mandeln, die er für krankmachende Kopfherde hielt.

Dr. Issels: »In fast jedem menschlichen Körper befinden sich Zellen, die krebsig sind. Sie befinden sich im Ruhestand. Eine einzige Entzündung oder Erkrankung des Menschen aktiviert diese kranke und anomale Zelle. Sie ist der schwächste Punkt im Körper. Also muß man alle möglichen Krankheitsherde beseitigen.«

Heute weiß man, daß dieser Satz in dieser Ausschließlichkeit nicht stehen bleiben kann. Eine Entzündung oder eine Erkrankung muß durchaus nicht zum Krebs führen. Aber Dr. Issels gebührt das Verdienst, früher als die meisten Ärzte erkannt zu haben, daß Krebs eine Erkrankung des ganzen Organismus ist, und daß eine Schwächung des Immunsystems seinen Ausbruch begünstigt.

Lillian Board vertrug die Diät, die sie in der Ringberg-Klinik bekam. Sie nahm zwar nicht zu, aber sie magerte auch nicht weiter ab. Das Wichtigste jedoch war: Sie hatte die feste Überzeugung, daß ihr diese Behandlung nützen, daß sie wieder gesund werden würde.

Am 21. Dezember waren David Emery und Lillians Eltern aus England gekommen, um das Weihnachtsfest mit der Todkranken zu feiern. In den Abendstunden bekam Lillian heftige Bauchschmerzen. Dr. Issels stellte fest, daß durch die Krebsgeschwülste eine Darmschlinge gegen die Magenwand gedrückt worden war.

Er rief Lillians Angehörige in sein Büro und eröffnete ihnen, daß die Patientin noch heute nacht operiert werden müsse. Sie hätte eine Bauchfellentzündung.

Die Eltern erschraken. »Das übersteht sie nicht«, wandten sie ein. »Sie ist zu geschwächt. Eine Operation würde sie umbringen.«

Dr. Issels vertrat die Meinung, daß sie ohne Operation noch in dieser Nacht sterben würde.

Lillian wurde in den Krankenwagen gebracht. Als sie sich von Dr. Issels verabschiedete, versuchte sie ein Lächeln: »Es ist wie ein Hürdenlauf bei den Olympischen Spielen. Ich muß eine Hürde nach der anderen nehmen. Diese Operation ist die letzte Hürde. Ich werde siegen.«

Ihre Familie und David Emery saßen mit in dem Krankenwagen, der sie mit heulenden Sirenen in die Münchener Universitätsklinik brachte.

Während der Aufnahme saßen die Eltern und ihr Verlobter in einem Wartezimmer. Dann kam der Professor. Er sagte, es sei keine Bauchfellentzündung, und in der Nacht würden sie nicht mehr operieren.

Am nächsten Morgen, als die Angehörigen wieder in die Klinik kamen, lag Lillian Board bereits auf dem Operationstisch.

»Es ist ein Darmverschluß dazugekommen«, wurde ihnen gesagt. »Wir müssen ganz schnell handeln.«

»Wird die Operation sie retten?« fragte David.

Die Antwort war ein Kopfschütteln.

»Und um wieviel wird sie ihr Leben verlängern?«

»Um Stunden, vielleicht um ein paar Tage. Wir wissen es nicht.«

Einen Tag, eine Nacht und wieder einen Tag dämmerte Lillian Board vor sich hin. Die Eltern hatten während der ganzen Zeit an ihrem Bett gesessen. Jetzt waren sie todmüde und erschöpft ins Hotel gegangen, um ein paar Stunden zu schlafen.

Lillian erwachte gegen Abend. David Emery hielt ihre Hand.

»Was für ein Datum haben wir?« fragte sie.

»Den 23. Dezember.«

»Das ist fein. Dann ist morgen Heilig Abend. Wir werden eine Party veranstalten und Cremetorte essen und Schokolade ...« Sie röchelte und verlor das Bewußtsein.

David rief nach einem Arzt. Dann telefonierte er mit den Eltern. Als sie kamen, mußten sie vor dem Krankenzimmer warten.

Nach etwa einer Stunde sagte ihnen der Professor,

daß ein Blutgerinnsel ins Gehirn gedrungen sei. Aber es bestünde keine unmittelbare Gefahr.

»Gott sei Dank«, sagte die Mutter.

»Damit meine ich«, entgegnete der Arzt, »daß sie diese Nacht noch überleben wird.«

Lillian Board starb nicht in dieser Nacht und nicht am nächsten Tag. Aber sie erwachte auch nicht mehr aus ihrer Bewußtlosigkeit. Am 25. Dezember eröffnete ihnen der Professor, daß Lillian nie mehr erwachen würde. Daß sie nur noch eine begrenzte Zeit mit Hilfe der Apparaturen am Leben erhalten werden konnte.

»Was sollen wir tun?« fragte der Arzt. »Wir können abschalten. Dann hat sie ausgelitten. Wir können weiterhin alles tun, was in unserer Macht steht. Aber eine Chance hat sie trotzdem nicht mehr.«

»Tun Sie, was in Ihrer Macht steht«, sagte Lillians Vater.

In Lillians Venen steckten Nadeln. Ein Sauerstoffapparat pumpte ihr Luft in die versagenden Lungen. Zwei Tage lag sie so. Am 26. Dezember, nachmittags 4.05 Uhr starb sie, ohne das Bewußtsein wiedererlangt zu haben. Die lebensgefährliche Operation hatte ihr nicht mehr als zehn Minuten eines bewußten Lebens geschenkt.

Der Fall Victor de Kowa

»Freunde, das Sterben ist schwer.« Das waren die letzten Worte des Filmschauspielers Victor de Kowa. Und sein Sterben war wahrhaftig schwer und qualvoll und langsam. Während der Krebs nur sieben Monate brauchte, bis er Lillian Board besiegt hatte, kämpfte Victor de Kowa sieben Jahre lang.

Die ersten Anzeichen spürte er schon 1966. Er war heiser, der Hals tat ihm weh. Er glaubte an eine Überanstrengung der Stimmbänder, eine verschleppte Erkältung. Er ging zum Arzt.

Man untersuchte ihn sehr gründlich und fand eine Geschwulst im Hals.

»Ist es Krebs?« wollte de Kowa wissen.

»Wir werden es untersuchen lassen. Aber was immer es ist, es ist ein sehr kleiner Tumor. Sollte er bösartig sein, dann haben wir ihn im Anfangsstadium erkannt.«

Er war bösartig. Nach der Operation bekam Victor de Kowa Kobaltbestrahlungen. Sie schwächten ihn sehr. Die Haare fielen ihm aus. Aber er arbeitete weiter.

Drei Jahre später diagnostizierten die Ärzte erneut eine Geschwulst im Hals. Wieder sollte de Kowa operiert werden. Aber seine Frau, die Japanerin Michi Tanaka, versuchte ihn davon abzuhalten. »Laß uns nach Japan fliegen«, sagte sie, »da haben die Ärzte größere Erfahrung.« Tatsächlich tritt in Japan der Magen- und Speiseröhrenkrebs weit häufiger auf als in anderen Ländern.

Im Sommer 1970 flogen Victor de Kowa und seine Frau nach Japan. Der Professor, der ihn untersuchte, schüttelte den Kopf. Die Geschwulst im Hals, die man operiert hatte, und der neuerliche Halstumor waren nur Metastasen. Der eigentliche Krebsherd saß an der Zunge. Er war übersehen worden.

Der Professor sagte es seinem Patienten nicht. Er

sagte es zunächst dessen Frau. »Wir müssen operieren. Aber dadurch verliert er die Stimme. Mit der Operation hat er noch eine Chance, am Leben zu bleiben. Ohne Operation hat er keine mehr.«

Michi Tanaka brachte es ihrem Mann bei. Er sah sie entsetzt an.

»Keine Stimme? Weißt du, was das für mich bedeutet? Ich bin Schauspieler!«

Eine Woche lang versuchte Michi Tanaka ihm klar zu machen, daß er dann immer noch zwei Augen hätte, zu sehen, zwei Ohren zu hören, zwei Hände zu fühlen.

Victor de Kowa blieb bei seinem Nein. »Dann lieber sterben«, sagte er.

Ein Jahr später sah er ein, daß das Sterben gar nicht so leicht war. Aber da war es zu spät für eine Operation. Die Ärzte fällten eine weise Entscheidung: nichts mehr zu tun. Nicht mehr daran rühren. Diät essen und, wenn es so weit sein würde, die Schmerzen lindern.

Gab es kein Mittel mehr, das ihm helfen konnte?

Die Ärzte zuckten mit den Schultern: Keines – ein Wunder, vielleicht . . .

Michi Tanaka und Victor de Kowa waren entschlossen, auf ein Wunder zu bauen. Sie fuhren zu dem Geistheiler Edwards nach London.

Hoffnungslose Kranke aus aller Welt gaben sich bei dem alten Wunderheiler ein Stelldichein. Die Namen derer, die bezeugen, daß er sie von Rheuma und Asthma, von Ischias und Leberschrumpfung, von Durchblutungsstörungen und Gürtelrose, von Fettsucht und Stottern geheilt habe, füllen Bände. Und immer wieder gab es jemanden, der bezeugen wollte, daß Edwards auch Krebs heilen könne.

Ein paar Wochen lang ging Victor de Kowa täglich zu dem Alten. Dieser legte ihm die Hände auf den schmerzenden Hals und sprach unhörbare Gebete.

Und das Wunder schien sich tatsächlich zu ereignen: Die Schmerzen ließen nach. Als Victor de Kowa im

Herbst 1971 London verließ, war er überzeugt, geheilt zu sein.

Nur das Schlucken bereitete ihm noch Schwierigkeiten. Von jeder Mahlzeit, die Michi Tanaka ihm vorsetzte, behauptete er, sie sei zu trocken.

Im November 1972 konnte er auch flüssige Nahrung nicht mehr schlucken. De Kowa begann zu begreifen, daß kein Wunder geschehen war. Widerwillig ließ er sich ins Krankenhaus bringen.

Von nun an wurde er durch eine Kanüle in der Nase ernährt. Er bekam immer häufiger Bluttransfusionen, immer mehr Spritzen gegen die Schmerzen. Kurz nach Weihnachten mußte die Kanüle aus seiner Nase entfernt werden. Der Krebs hatte die Speiseröhre völlig zugewuchert. Der Patient mußte durch den Darm ernährt werden.

Michi Tanaka saß Tag und Nacht an seinem Bett. Die Schmerzen ließen ihn nicht mehr schlafen. Er stöhnte: »Ich kann nicht mehr! Helft mir doch! Helft mir!«

Dann lief Michi Tanaka zum behandelnden Arzt und beschwor ihn, ihrem Mann eine Spritze zu geben: »Sie können ihn doch nicht so leiden lassen.«

»Aber ich kann Ihren Mann erst recht nicht totspritzen«, wies er sie ab.

Im März wurde dann auch die Luftröhre von bösartigen Wucherungen befallen. Er konnte nicht mehr atmen, bekam immer häufiger Erstickungsanfälle. Die Ärzte machten einen Luftröhrenschnitt und setzten ihm unterhalb des Halses eine Sprechkanüle ein. Von nun an konnte er nur noch sprechen, wenn er diese Kanüle verschloß.

Michi Tanaka flehte die Ärzte an, ihrem Mann das Sterben zu erlauben. Sie begriff nicht, warum so viel Kraft, so viel Mühe und so viel Technik aufgewendet wurden, um einem gepeinigten Leben Tag um Tag, Stunde um Stunde abzuringen.

Irgendwann in diesen letzten qualvollen Wochen

hatte Victor de Kowa seine eigene Grabrede auf Band gesprochen. Sie beginnt mit den Worten:

»Jeder Tag ist ein guter Tag zum Sterben.«

Dieser gute Tag war für Victor de Kowa der 8. April 1973. Er lag in wohltätiger Bewußtlosigkeit, als sein Herz um 5.45 Uhr aufhörte zu schlagen.

Der Fall Kaiser Friedrich III.

Um Krankheit und Tod Friedrichs III. ranken sich ebenso falsche wie zähe Legenden. Daß er sterben mußte, so ist überliefert, war die Schuld seiner Frau, der englischen Prinzessin Victoria, die die Operation vereitelte. Daß er nicht zu retten war, lag an dem englischen Professor Dr. Morell Mackenzie, der den deutschen Ärzten ins Handwerk pfuschte und eine falsche Diagnose stellte.

Auch das ist nur zu einem Teil richtig. Nicht die »Engländerin« und deren ausländischer Arzt tragen Schuld – wenn davon überhaupt die Rede sein kann –, sondern der deutsche Reichskanzler Otto von Bismarck und der seinerzeit berühmteste deutsche Arzt Rudolph Virchow.

Wie immer bei Krebs begann die Krankheit harmlos, schmerzlos, unauffällig. Der deutsche Kronprinz, im Januar 1887 schon fünfundfünfzig Jahre alt, war heiser.

Er nahm es auf die leichte Schulter. Schon als Kind mußte er sich jeden Morgen lange räuspern. Und es verging kaum ein Herbst oder Frühjahr, in dem er nicht einige Tage stockheiser war.

Aber diesmal war es anders. Die Heiserkeit verging nicht. Tabletten, gurgeln, Umschläge – nichts half. Ende Februar endlich zog der Leibarzt des Kronprinzen, Generalarzt Dr. Wegner, den Internisten Dr. Gerhardt, eine Kapazität für alle Krankheiten der Luftwege, zu Rate.

Im Kehlkopfspiegel sah Gerhardt eine kleine Geschwulst, die das linke Stimmband daran hinderte, zu schwingen. Er wollte sie mit dem Ringmesser entfernen. Aber sie war zu hart. Auch der elektrische Glühdraht konnte sie nur oberflächlich zerstören.

Wegner und Gerhardt kamen überein, den Kronprinzen zur Kur nach Bad Ems zu schicken. Nach acht Wochen, Ende April, kam der Patient zurück. Sein Zustand war unverändert.

Da entschloß sich Gerhardt, ein Konsilium einzuberufen. Es bestand aus dem berühmten Chirurgen von Bergmann, dem Laryngologen der Berliner Universität Tobold, dem Leibarzt des Kaisers von Lauer, aus Wegner und dessen Assistenten Schrader.

Nach etwa einstündiger Beratung hatten die Ärzte einstimmig eine Diagnose gefällt: Krebs. Sie faßten den Entschluß, den Kehlkopf in der Mittellinie zu spalten, um überhaupt erst einmal an die Geschwulst heranzukönnen, die von dem Stimmband verdeckt wurde. Je nachdem, welches Krankheitsbild sich ihnen dann böte, sollten alle erkrankten Teile herausgeschnitten werden.

Diese Absicht jedoch verbargen sie vor dem Kronprinzen. Sie sagten ihm lediglich, daß ein kleiner Eingriff, der die Diagnose erleichtern würde, vonnöten sei.

Kronprinz Friedrich Wilhelm war einverstanden. Victoria selbst traf alle erforderlichen Vorbereitungen: Ein Zimmer im Kronprinzenpalais wurde neu tapeziert. Die Charité lieh einen ihrer Operationstische aus. Und die Krankenschwestern waren für den 21. Mai bestellt worden.

Da erhob Bismarck, der als einziger von der Schwere des Eingriffes unterrichtet war, Einspruch. Er verlangte, daß dem Familienoberhaupt, dem deutschen Kaiser, umfassend Bericht erstattet würde. Von dessen Zustimmung machte er den Eingriff abhängig. Kaiser Wilhelm I. wiederum, nachdem er erfahren hatte, wie es um den Kronprinzen stand, verbot, die Operation ohne Aufklärung und Einwilligung seines Sohnes vorzunehmen.

Die Ärzte waren verprellt. Jetzt, wo sie Friedrich Wilhelm die ganze Wahrheit und die möglichen Folgen der Operation, nämlich Stummheit – enthüllen sollten, zweifelten sie an der eigenen Diagnose. Sie beschlossen, Spezialisten aus dem Ausland zuzuziehen.

Um nicht in den Verdacht zu geraten, parteiisch zu sein, schrieben sie auf eine Liste die Namen der drei größten Kapazitäten: ein Franzose, ein Engländer, ein

Österreicher. Die kaiserliche Familie und der Reichskanzler sollten die Auswahl treffen.

Man entschied sich für Sir Morell Mackenzie. Nicht, wie es später hieß, auf dringliches Ersuchen der Kronprinzessin, sondern auf Rat des Generalarztes Wegner. Er hatte Mackenzies zweibändiges Lehrbuch über Krankheiten der Luftwege gelesen und war sehr angetan davon.

Am 20. Mai traf der robuste, selbstbewußte Engländer im kronprinzlichen Palais ein. Er stellte zunächst fest, daß die Stimme des Patienten nur noch ein »gruff whisper« (rauhes Wispern) war, und nahm dann eine gründliche Untersuchung vor.

Im Kehlkopfspiegel sah er eine Geschwulst von der Größe einer Erbse, aber er konnte keine Entzündung feststellen. Am Nachmittag hatte er eine erregte Unterredung mit seinem deutschen Kollegen, in der er unmißverständlich klarmachte, daß von nun an nur noch einer zu bestimmten hatte: er – Mackenzie.

Er erklärte, daß eine bloße Betrachtung mit dem Kehlkopfspiegel nicht ausreiche, um die Natur der Krankheit zu bestimmen. Es könne Krebs sein. Aber auf die bloße Annahme hin sei es unverantwortlich, eine so folgenschwere Operation vorzunehmen. Dann fragte er die Deutschen, ob sie eine zuverlässige mikroskopische Untersuchung des erkrankten Gewebes gemacht hätten.

Die Ärzte verneinten. Sie waren sich ihrer Diagnose sicher gewesen.

Mackenzie musterte sie mit höhnisch verachtungsvollen Blicken. »Ich denke, meine Herren«, sagte er, »Sie werden mit mir darin übereinstimmen, daß wir Seine Kaiserliche Hoheit morgen nicht operieren, sondern zunächst eine Gewebsprobe entnehmen und auf das Gutachten des Herrn Virchow warten.«

Die Deutschen nickten betreten. Professor Virchow war damals eine unbestrittene Autorität auf dem Gebiet der Pathologie. Sein Urteil galt als absolut zuverlässig.

Man legte ihm die Gewebsprobe vor, und Virchows Gutachten lautete: harmloses Warzengewebe, keine Spur von Krebszellen.

Die deutschen Ärzte kamen sich vor wie geprügelte Hunde. Mackenzie triumphierte, und die kaiserliche Familie war von einem Alpdruck befreit. Es war nur zu verständlich, daß sie demjenigen dankbar war, der sie von ihrer Angst und ihrer Bedrückung befreit hatte. Von nun an genoß Mackenzie ihr ganzes Vertrauen.

Die Deutschen jedoch, nachdem sie sich von ihrem Schrecken und ihrer Verblüffung erholt hatten, gaben sich noch nicht geschlagen. Sie bestanden auf einer zweiten Gewebsuntersuchung. Am 7. Juni machte Mackenzie den zweiten Eingriff, bei dem er fast die Hälfte des Gewächses mit der Zange abkniff. Und wieder lautete Virchows Gutachten: warzenhaft entartetes Gewebe, nicht krebsig.

Mackenzie faßte daraufhin den Entschluß, die Geschwulst stückweise durch den Mund zu entfernen. Die deutschen Ärzte waren nach wie vor für die große Operation. Als sie mit ihrer Meinung nicht durchdrangen, verabschiedeten sie sich kalt.

Alle Kapazitäten und vor allem Virchow selbst haben später lange herumgerätselt, wie es zu dem Gutachten, das über Leben und Tod des Kronprinzen entschied, hatte kommen können. Es gab für sie nur eine Erklärung: Die Geschwulst bestand zum einen Teil aus harmlosen Epithelwucherungen, zum anderen war sie ein bösartiges Geschwür. Unglücklicherweise hatte Mackenzies Zange immer nur die gutartigen Gewebsteile erwischt.

Da Mackenzie nach London zurückmußte, entschloß sich das Kronprinzenpaar, ihn zu begleiten: Äußerer Anlaß war das Regierungsjubiläum der Queen, der Mutter Prinzessin Victorias.

Die Kaiserlichen Hoheiten blieben den ganzen Sommer über in England. Der Verlauf der Krankheit schien

Mackenzie recht zu geben. Es war ihm gelungen, die Geschwulst allmählich abzutragen. Ende Juli hatte die Stimme des Kronprinzen wieder ihren vollen Klang.

Ende August jedoch wurde er wieder heiser. Mackenzie diagnostizierte eine Entzündung des Kehlkopfknorpels und riet dem Kronprinzen, in den Süden zu fahren.

Zunächst ging die Reise nach Toblach in Südtirol. Aber als auch dort der Herbstwind aufkam, flohen Friedrich Wilhelm und Victoria nach Venedig. Hier wiederum gab man dem Seeklima die Schuld an dem sich ständig verschlechternden Zustand des Patienten. Die nächste Station war Vaveno am Lago Maggiore. Dort stellte Mark Hovell, der Assistent Mackenzies, der den Kronprinzen ständig begleitete, eine Schwellung der linken Kehlkopfwand und eine neue Wucherung am rechten Stimmband fest.

Wieder verlegte das Kronprinzenpaar seinen Wohnsitz, diesmal nach San Remo in die Villa Zirio. Hovell aber schrieb einen alarmierenden Bericht an Mackenzie.

Der Engländer traf am 3. November in San Remo ein. Er untersuchte den Kronprinzen sofort. Die Geschwulst hatte sich weiter verbreitet, ihre Oberfläche war knotig, hochrot und stark entzündet.

»Ist es Krebs?« fragte der Kronprinz.

Und Mackenzie antwortete: »Leider sieht es ganz danach aus. Aber Endgültiges kann ich noch nicht sagen.« Friedrich Wilhelm verzog keine Miene. »Das habe ich lange befürchtet«, sagte er. »Ich danke Ihnen, daß Sie mir die Wahrheit gesagt haben.«

In seinen Memoiren schrieb Mackenzie später, niemals während seiner langen Praxis sei ihm ein Mensch begegnet, der in dieser Situation ein derart echtes Heldentum (unaffected heroism) bewiesen habe.

Jetzt aber bekam Mackenzie, der die Behandlung des Kronprinzen so rigoros an sich gerissen hatte, Angst vor der eigenen Courage. Er berief die angesehensten Laryngologen nach San Remo: Krause aus Berlin, Schrötter aus Wien. Die aufs höchste beunruhigte kaiserliche Familie schickte ihrerseits den Frankfurter Professor Moritz Schmidt.

Diesmal war die Diagnose aller Kapazitäten übereinstimmend: Krebs. Zwei Behandlungsmethoden hielt man für möglich: Entfernung – Exstirpation – des Kehlkopfes, die gleiche Operation, die die deutschen Ärzte vor mehr als einem halben Jahr hatten vornehmen wollen, oder abwarten, bis die Wucherungen die Atmung beeinträchtigten, um dann durch einen Luftröhrenschnitt, Tracheotomie, die Luftzufuhr wieder zu ermöglichen. Die Folge in beiden Fällen: Stummheit. Da sich alle Ärzte einig waren, daß weder die eine noch die andere Methode das Leben des Kronprinzen retten konnte, beschloß man, dem Patienten die Wahl zu überlassen ...

Der Prinz hörte sich den Vortrag, den Schrötter hielt, ruhig an. Dann sagte er: »Ich will es bedenken.«

Nach etwa einer Stunde wurde den Ärzten ein Schreiben Friedrich Wilhelms überreicht. In ihm stand:

»Exstirpation? Nein. Tracheotomie? Ja, wenn notwendig.«

In den kommenden Monaten war das Befinden des Kranken wechselhaft. Außer Hovell war nun auch der junge Chirurg Bramann, ein Schüler Bergmanns, ständig an der Seite des Kronprinzen. Er wurde bestimmt, wenn es an der Zeit sei, den Luftröhrenschnitt durchzuführen.

Im November und Dezember war das Befinden des Kronprinzen unverändert. Im Januar wurde er von einem schweren Husten geplagt. Sein Auswurf war blutig, und er spuckte abgestorbene Gewebsstücke, die wiederum mikroskopisch untersucht wurden. Und wieder lautete das verblüffende Ergebnis: nicht krebsig.

Aber niemand außer der Kronprinzessin ließ sich durch diese Gutachten mehr täuschen. Die deutschen Ärzte, die von Anfang an die richtige Diagnose gestellt hatten, machten kein Hehl aus ihrer Empörung. Sie griffen Mackenzie heftig an. Der wehrte sich. Und er hatte eine zuverlässige Bundesgenossin: Kronprinzessin Victoria.

Jetzt wurde auch sie, »die Engländerin«, in den Streit mit hineingezogen. Die Zeitungen nahmen sich der Kontroverse an. Es kam zu offenen Feindseligkeiten. Man sprach von »Skandal«, »Komplott«, von einer »englischen Verschwörung«.

Am 29. Januar 1888 traf Mackenzie wieder in San Remo ein. Er fand den Kronprinzen in schlechter Verfassung: abgemagert, nach Atem ringend. Seine Sprache war nur noch schwer verständlich.

Am Morgen des 9. Februar war die Situation so bedrohlich, daß Mackenzie den Luftröhrenschnitt für unvermeidlich hielt. Bramann machte den Eingriff. Anschließend führte er eine Kanüle ein. Das obere Ende des Silberröhrchens war mit einem Ventil versehen, durch das die Luft ein- und austreten konnte.

Der Kronprinz spürte augenblicklich Erleichterung. Aber er war stumm. Sein Gefolge war an diesem Abend in einer überaus deprimierten Stimmung. Niemand sprach. Auf allen Gesichtern lag Hoffnungslosigkeit.

Victoria war verägert über diesen Defätismus, wie sie es nannte. Sie erklärte den Herren, daß sie einen solchen zur Schau getragenen Pessimismus nicht dulden würde.

»Seine Kaiserliche Hoheit hat durchaus keine unheilbare Krankheit«, sagte sie. »Er wird genesen. Und ich verlange von Ihnen, daß Sie durch Ihr Verhalten dieser meiner Überzeugung Rechnung tragen.«

Von einer solchen Kraft war ihr Glaube, daß selbst Mackenzie schwankend wurde. Er klammerte sich von neuem daran, daß es keinen mikroskopischen Beweis für eine Krebserkrankung gäbe und sprach wieder von Kehlkopfentzündung und Entzündung der Knorpelhaut (Perichondritis).

Anfang März jedoch brach diese Hoffnung endgültig zusammen. Der Anatom, Professor Wilhelm Waldeyer, der hinzugezogen worden war, entdeckte erstmalig im Auswurf des Kranken eindeutige Krebszellen. Victoria jedoch schrieb an ihre Mutter, die Queen: »Mich kann das durchaus nicht bekehren ...«

Am 8. März traf ein Telegramm Bismarcks in San Remo ein. Er teilte dem Kronprinzen mit, daß der Zustand des Kaisers ernst sei, und der Thronerbe unverzüglich nach Berlin kommen müsse.

Gegen den Rat der Ärzte entschloß sich Friedrich Wilhelm zur Heimreise. Aber noch vor seiner Abfahrt erhielt er am 9. März ein zweites Telegramm. Es war adressiert an »Seine Majestät Kaiser Friedrich Wilhelm«.

Er war ein stummer, schmerzgeplagter, todkranker Kaiser, der die Regierungsgeschäfte, die ihm übertragen wurden, gar nicht mehr wahrnehmen konnte.

Friedrich Wilhelm, der sich als Kaiser Friedrich III. nannte, bezog das Schloß Charlottenburg. Bis April verschlechterte sich sein Zustand nur langsam, fast unmerklich. Dann allerdings verlor das Knorpelgewebe der Luftröhre immer mehr an Festigkeit. Die Kanüle saß zu locker, und es kam zu lebensbedrohenden Zwischenfällen. Einmal, bei einer Ausfahrt, verstopfte sich die Kanüle, und der Kaiser drohte zu ersticken. Der Kutscher fuhr in rasender Eile in den Park des Schlosses Bellevue. Aber das Gebäude erreichte man nicht mehr. Der Eingriff mußte in der Stube eines Gartenarbeiters vorgenommen werden.

Ein anderes Mal wäre der Kaiser beinahe mitten in Charlottenburg erstickt. Man brachte ihn aus seiner offenen Kutsche in das nachfolgende geschlossene Coupé und führte dort die Operation durch.

Bismarck erklärte dem Kabinettsrat: »Daß Seine Majestät regiert, ist eine reine Fiktion. In Wirklichkeit wird die Regierung durch mich und die Chefs des Zivil- und Militärkabinetts ermöglicht.«

Am 7. Juni erreichte die Krankheit ihre letzte, qualvollste Etappe. Zu seinem Entsetzen bemerkte der Kaiser, daß ein Schluck Milch, den er getrunken hatte, durch die Kanüle wieder herauslief. Die Ärzte erklärten ihm, daß der Krebs auf die Speiseröhre übergegriffen und sie perforiert hätte.

Nunmehr mußte der Patient durch eine Schlundsonde künstlich ernährt werden. Was er längst wußte, wurde ihm am 10. Juni von Mackenzie offiziell mitgeteilt – wenn auch in überaus schonender Form:

»Es tut mir sehr leid, Ihnen mitteilen zu müssen, daß Sie keine Fortschritte machen.«

Der Kaiser, der ihn zunächst nicht verstand, antwortete ihm, was er stets zu antworten pflegte, wenn man ihn nach seinem Befinden fragte. Er schrieb auf den Block, den er ständig bei sich trug:

»Danke, ich fühle mich heute ganz gut.«

Mackenzie wurde rot. Verlegen und stockend wiederholte er noch einmal, was er gesagt hatte.

Der Kaiser schaute ihn an, nickte und schrieb dann: »Es tut mir sehr leid, daß ich keinen Fortschritt machte.«

Am 13. Juni bekam Friedrich eine Lungenentzündung. Es ging zu Ende. Die Ärzte gaben dem Kaiser Beruhigungs-, Schlaf- und Schmerzmittel.

Am nächsten Tag, am 14. Juni, wurde seine Tochter Sophie achtzehn Jahre alt. Er schrieb auf einen Zettel: »Bleibe immer fromm und gut wie Du bisher gewesen. Das ist der Wunsch Deines sterbenden Vaters.«

In der Nacht zum 15. Juni wachten die Ärzte am Bett des Todkranken. Mackenzie wechselte mehrmals die Kanüle. Gegen sechs Uhr morgens klagte Friedrich, er habe ein Gefühl, als würde er sinken, immer tiefer sinken. Dann bat er um etwas zu essen. Man ließ ein wenig Brei durch die Sonde in seinen Magen laufen.

In den nächsten zwei Stunden schaute der Kaiser still und ohne eine Regung vor sich hin. Inzwischen hatten sich die Kinder um sein Bett versammelt, von dem die

Kaiserin seit Tagen nicht gewichen war. Er richtete sich noch einmal auf und schrieb mühsam, in zittrigen Buchstaben: »Victoria, ich, die Kinder...« Dann fiel der Stift aus seiner Hand.

Der Kaiser schlief einen tiefen Schlaf, aus dem er nicht mehr erwachte.

Alle geschilderten Krebsfälle, so verschieden sie sind, haben eines gemeinsam: Sie wurden unter Einsatz aller finanziellen und geistigen Mittel behandelt. Die besten Spezialisten, die größten Kapazitäten kämpften um das Leben der Kranken – und sie verloren. Nicht, weil sie nicht alles getan hätten, was in ihren Kräften stand, sondern weil am Anfang jeder Behandlung unsichtbar das Urteil geschrieben stand: zu spät.

Früherkennung aber ist, bis auf drei Krebsarten, noch immer die Ausnahme. In den allermeisten Fällen ist die Frühdiagnose, das Finden der Geschwulst, in Wahrheit eine Spätdiagnose.

Fünf Krebsfälle, unterschiedlich in ihrer Erkennung, ihrer Behandlung, ihrem Verlauf, aber immer ein Kampf bis zum letzten Atemzug.

Der krebskranke Arzt Dr. Ernest Borges dachte, kurz bevor er starb, darüber nach, ob es nicht weiser sei, zuzulassen, daß der Patient vom Tod erlöst werde, als zu versuchen, ihm durch Operation Erleichterung zu verschaffen. Die Frage danach hat noch keine endgültige Antwort gefunden.

Aber die Hoffnungslosigkeit, die Hilflosigkeit und die Todesangst treiben viele Patienten zu einem verzweifelten Schritt: Sie vertrauen sich Außenseitern der Medizin an, wie Lillian Board, die sich zu Issels bringen ließ, der sich durchaus Verdienste um die Krebsbehandlung erworben hat. Aber sie gehen auch Scharlatanen auf den Leim, wie Victor de Kowa, der zu einem Gesundbeter fuhr.

Nicht selten traf die Presse ein gerütteltes Maß an

Schuld, daß Todkranke in ihrer letzten Hoffnung getäuscht wurden, daß sie ihr ganzes Geld, oft bis auf den letzten Pfennig, angeblichen Wunderheilern gaben. Die Krebsangst ist weit verbreitet, und bestimmte Schlagzeilen versprechen noch immer eine steigende Auflage.

9. Kapitel

Die große Chance

Hilfe von der Naturheilmedizin: Impfung, Fieberkuren, Enzyme, THX, Interferon, die Frischzellentherapie.

Der Aufwand an Menschen, Geld und Technik, mit dem die Medizin versucht hat, den Krebs zu besiegen, ist gigantisch. Allein die USA haben in den letzten sechs Jahren zehn Milliarden Mark dafür ausgegeben. Ein ganzes Heer von Ärzten, Chemikern und Biologen arbeitet fieberhaft daran, neue Methoden zu finden gegen eine Krankheit, die ein Fünftel aller Bürger der westlichen Industrienationen dahinrafft. Heute müssen führende Krebsforscher eingestehen: Wir haben die Schlacht verloren.

Der Nobelpreisträger J. D. Watson nennt die Krebsforschung: »... wissenschaftlich bankrott, therapeutisch ineffektiv und außerdem verschwenderisch«. Und der Nobelpreisträger M. Burnet schreibt: »Jeder, der die Krebsforschung einer umfassenden und unvoreingenommenen Überprüfung unterzieht, muß am Ende zu dem verheerenden Eindruck kommen, daß alles nutzlos war. Das Endresultat von Hunderten und Tausenden von Mannesjahren der Arbeit an verschiedenen Aspekten des Krebses ist gleich Null.«

Die Statistik gibt den beiden Nobelpreisträgern recht. Trotz aller Aufklärung, trotz aller Bemühungen um frühzeitige Diagnose, trotz Chemotherapie, Teilchenbeschleunigern, Megavoltanlagen, Betatronen und Radiokobaltbomben hat sich die Heilquote seit 25 Jahren praktisch nicht verbessert.

Wie wenig Früherkennung, die von einer eifrigen Propaganda als die beste Waffe gegen die Krebssterblichkeit bezeichnet wird, nützt, beweist die große Zahl der bedeutenden Krebsärzte, die selbst der Krankheit zum Opfer fielen. Schon berichtet habe ich von dem indischen Krebschirurgen Ernest Borges, der an Magenkrebs starb. Kurz vor seinem Tod zweifelte er daran, daß die durch verstümmelnde Operationen, hochdosierte Strahlentherapie und Zytostatika erreichte Lebensverlängerung auch wirklich erstrebenswert sei.

Wie Borges starb auch William Mayo, Gründer der berühmten Mayo-Klinik, der mehrere wissenschaftliche Arbeiten über Magenkrebs geschrieben hat, an Magenkrebs, dem auch der bekannte englische Krebschirurg D.P.D. Wilkie erlag. James Ewing, der Direktor der Forschungsabteilung des Memorial-Krankenhauses in New York, starb an Blasen-, Frank Horsfeld, der Direktor der größten Krebsforschungsanstalt der Welt, des Sloan-Kettering-Instituts, an Bauchspeicheldrüsenkrebs und Davis Karno, Leiter der chemotherapeutischen Abteilung desselben Instituts an Lungenkrebs. Leslie Goulds vom Imperial Research Fund und Autor des zweibändigen Werkes »Neoplastic Development« erlag dem Darmkrebs. Evarts Graham, der eine neue Operationsmethode für Lungenkrebs, die »Graham-Operation« einführte, entdeckte die Krankheit bei sich selbst erst, als es zu spät war, die von ihm entwickelte Operation durchzuführen.

Die Liste der bedeutenden Krebsforscher, die der Krankheit, deren Bekämpfung sie ihr Leben widmeten, selbst erlegen sind, ließe sich über Seiten fortsetzen. An Unwissenheit, Mangel an Aufklärung und Leichtfertigkeit kann es also nicht liegen, daß der Krebs in den meisten Fällen erst dann erkannt wird, wenn kaum noch Heilungschancen bestehen. Die Gründe dafür sind:

* Krebs wird in seinem Anfangsstadium von den Patienten nicht bemerkt. Er entwickelt keinerlei Symptome.
* Die Krankheit kann vom Krebstherapeuten nur dann behandelt werden, wenn er sie ertastet oder sieht. Beides ist erst in einem Spätstadium möglich.

Fehlt es uns also an Informationen? Wissen wir noch immer zu wenig über die Entstehung des Krebses?

Leslie Goulds bemerkte, kurz bevor er an Darmkrebs starb: »Einige Forscher sagen gern: Was wir brauchen, sind mehr Fakten. Die Wahrheit ist, daß wir bereits so viele Fakten haben, daß keiner mehr etwas damit anfangen kann.«

Seit Percival Pott entdeckt hat, daß die Häufigkeit des Hodenkrebses bei Schornsteinfegern etwas mit dem Ruß zu tun hat, wurden etwa 700 krebserregende Stoffe entdeckt. Heute ist es soweit, daß es kaum noch etwas unter der Sonne gibt – einschließlich der Sonne selbst – das nicht krebserzeugend ist. Ob wir atmen, essen, lieben – immer sind wir von Karzinogenen umgeben.

Rauchen – um nur eine der Ursachen zu nennen – erzeugt Krebs, das hat man zweifelsfrei festgestellt. Aber man hat noch nicht festgestellt, warum es viele siebzigjährige Kettenraucher gibt, die nicht an Krebs erkrankt sind.

Man kommt nicht umhin zuzugeben: Von all den Hunderten von krebsverursachenden Faktoren gibt es nicht einen einzigen, der ohne Wenn und Aber und in jedem Falle krebsverursachend wäre.

Vielleicht käme die Krebsforschung weiter, wenn sie statt des krampfhaften Suchens nach den Ursachen einmal die Frage untersuchen würde, warum so viele Menschen keinen Krebs bekommen. Vielleicht käme man weiter, wenn man sich, statt die Liste der Krebsauslöser und -beschleuniger zu vervollständigen, einmal nach den Bremsern und Verlangsamern fragen würde.

Durch die Organverpflanzung hat ein bisher nur wenig beachteter Forschungszweig erheblich an Bedeutung gewonnen: die Immunforschung.

Um zu verhindern, daß das fremde Organ nicht abgestoßen wird, müssen die körpereigenen Abwehrstoffe so weit geschwächt werden, daß sie das artfremde Eiweiß nicht mehr bekämpfen können. Dieses ist in vielen Fällen gelungen. Aber es zeitigte eine höchst alarmierende Nebenwirkung: Eine stark angestiegene Krankheitsanfälligkeit. So bekommen Transplantationspatienten, zum Beispiel nach Nierenverpflanzungen, hundert- bis tausendmal häufiger Krebs als vergleichbare Kontrollpatienten.

Heute vertreten namhafte Experten die Meinung, daß wir Krebs verhindern oder sogar heilen könnten, wenn es uns gelänge, die Immunabwehr des Körpers zu stärken. Das heißt: Die Fähigkeit des Organismus, Abwehrkräfte (Lymphozyten, Makrophagen, Antikörper) gegen den genetischen Irrtum Krebs zu mobilisieren, entscheidet den individuellen Krankheitsverlauf.

Diese Auffassung vom Krebs als einer Krankheit des gesamten Organismus, als eine Art Zusammenbruch der Immunabwehr, ist nicht neu. Aber die Geschichte der Medizin ist zugleich die Geschichte jener Medizin-Päpste, die jeden neuen Gedanken, jede neue Methode hartnäckig als obskur, lächerlich, nutzlos oder sogar schädlich disqualifiziert haben.

Der erste Arzt, der Krebsheilung und Immunabwehr in Zusammenhang brachte, war der amerikanische Chirurg Dr. William B. Coley.

Die Impfmethode

Er hatte einen Krebskranken bereits viermal am Hals operiert, als dieser Patient im Jahre 1891 an einer Infektion mit Streptokokkenbakterien erkrankte. Nachdem der Patient genesen war, stellte Coley verblüfft fest, daß auch die Krebsgeschwulst verschwunden war.

Hatte die Überwindung der Infektion Abwehrkräfte im Körper des Kranken gebildet, die schließlich auch den Krebs besiegten?

Coley glaubte daran, und er wollte es beweisen. Zwei Dinge brauchte er dazu: einen von der Medizin als unheilbar ausgegebenen Krebskranken und eine Lösung aus gefilterten Bakterienstämmen.

Nachdem er beides gefunden hatte, injizierte er dem Patienten die Lösung. Der Patient wurde geheilt. Er starb sechsundzwanzig Jahre später an Herzversagen.

Coley war überzeugt, ein Mittel gegen den Krebs gefunden zu haben. Und wie in solchen Fällen üblich, ließen sich Tausende von Todkranken seine Bakterienlösung einspritzen. Aber der erste sensationelle Erfolg wiederholte sich nicht. Einige Patienten spürten eine Besserung, bei anderen konnte keinerlei Wirkung festgestellt werden. Die Schulmedzinier schüttelten die Köpfe. Coley wurde als spinöser Außenseiter betrachtet. Er starb 1936 einsam, verbittert, enttäuscht.

Seine Tochter Helen Nauts machte es sich zur Lebensaufgabe, ihren Vater und sein Werk zu rehabilitieren. Sie recherchierte die Krankheitsgeschichten der von Coley behandelten Krebspatienten. In 86 Fällen konnte eine erhebliche Besserung festgestellt werden. Sie versuchte, die Schulmedizin dafür zu interessieren. Vergeblich.

Da wurden Anfang der fünfziger Jahre zum erstenmal Berichte über die Antigene der Krebszellen veröffentlicht. Helen Nauts sah in diesen Berichten eine theoretische Untermauerung der Behandlungsmethoden ihres Vaters. Sie war davon überzeugt: Man mußte nur forschen und recherchieren, um beweisen zu können, daß ihr Vater recht gehabt hatte.

Helen Nauts gründete das Cancer Research Institute in New York. Es genießt heute einen vorzüglichen Ruf. Sein Direktor, Dr. Lloyd J. Old, der zugleich Vizepräsident des Sloan-Kettering-Instituts ist, und sein Stab stehen in Verbindung mit 2500 Krebsforschern in 53 Ländern. Alle Versuche, Entdeckungen und Entwicklungen auf dem Gebiet der Immunologie und der Immuntherapie werden im Cancer Research Institute erfaßt, überprüft, nutzbar gemacht.

Jenes Mittel, das im Prinzip dem des Dr. Coley am

nächsten kommt, ist das BCG. Es ist ein Tuberkelimpfstoff, der nach den Bakteriologen Calmette und Guérin »Bacillus Calmette Guérin« genannt wurde. Mit dem BCG wurden zuerst kanadische Kinder gegen Tuberkulose geimpft. Diese Kinder wurden über Jahre hinweg beobachtet, und man konnte feststellen, daß sie entscheidend weniger an Hautkrebs, Brustkrebs und Leukämie erkrankten, als statistisch zu erwarten gewesen wäre.

Seit dieser Zeit setzt man die entschärften Tuberkelbazillen im Kampf gegen den Krebs ein. Allerdings nicht als immunisierende Impfung, sondern zur Nachbehandlung von Krebspatienten, deren Abwehrkräfte durch die Verabreichung von Zytostatika geschwächt waren. Die Antigene der Bakterien sollen die schädlichen Nebenwirkungen der zellteilungshemmenden Chemotherapie beseitigen.

Langjährige Untersuchungen haben ergeben, daß BCG in Verbindung mit Chemotherapie die Immunkräfte des Körpers stärkt. Vor allem bei Lungen-, Haut-, Darm-, Eierstock- und Brustkrebs konnte die Lebenserwartung verlängert und die Metastasenbildung verringert werden.

Die Überhitzungstherapie

Auch sie soll das körpereigene Abwehrsystem mobilisieren. Sie geht von der alten, schon Hippokrates bekannten Erkenntnis aus, daß Fieber entsteht, um Krankheiten zu bekämpfen.

Fieber ist ein Symptom. Es zeigt an, daß irgendwo im Organismus ein Entzündungsvorgang besteht. Eine Entzündung aber aktiviert immer die Immunkräfte, die gegen die Krankheitserreger kämpfen.

Während die moderne Chemotherapie das Fieber zu unterdrücken sucht, kennt die Naturheilkunde viele fiebererzeugende Kräuter. Auch heiße Bäder sind ein Mittel, heilsames Fieber auszulösen.

Die Überhitzungstherapie wurde bei fortgeschrittener Syphilis (Paralyse) aber auch bei Krebs eingesetzt. Es gab weder eindeutige Erfolge noch eindeutige Mißerfolge.

Der Physiker Manfred von Ardenne untermauerte die Überhitzungstherapie experimentell. Er hatte herausgefunden, daß Krebszellen hitzeempfindlicher sind als normale Körperzellen. Das Eiweiß einer normalen Zelle kann nicht mehr als 42 Grad Celsius vertragen, dann gerinnt es. Das Eiweiß von Krebszellen gerinnt früher. Wenn jedoch das Eiweiß einer Zelle geronnen ist, kann sie nicht mehr weiterleben. Sie geht zugrunde.

Die Überhitzungstherapie von Ardenne ist eine überaus riskante Behandlungsmethode. Den Körper bis annähernd an die Grenze der Gerinnungstemperatur zu erhitzen, bedeutet immer Lebensgefahr. Und da diese Therapie nur bei anscheinend unheilbaren und deshalb außerordentlich geschwächten Patienten angewendet wird, ist sie doppelt riskant. Trotzdem hat Ardenne mit seiner Methode erstaunliche Besserungen und sogar einige Heilungen erzielt. Wenn es der Forschung gelingen sollte, die Hitzeempfindlichkeit der Krebszellen noch zu steigern, ihre Gerinnungstemperatur herabzusetzen, kann sich die Überhitzungstherapie als durchaus hilfreich erweisen.

Enzymtherapie

Ob die Indianer Süd- und Mittelamerikas Krebs heilen konnten, ist nicht überliefert – sehr wahrscheinlich ist es nicht. Das lag vor allem daran, daß es ihnen nicht besser ging als den Ärzten unserer hochtechnisierten Zeit: Sie erkannten den Krebs erst, wenn sie ihn sehen konnten.

Dann allerdings hatten sie ein äußerst wirkungsvolles

Mittel gegen die Krankheit: Sie legten die aufgeschnittenen Früchte des Papayabaumes auf die schwärenden Tumore. In vielen Fällen erzielten sie damit erstaunliche Erfolge. Inzwischen weiß man, warum die Papayafrucht so heilkräftig wirkt: Sie ist reich an bestimmten eiweißspaltenden Enzymen.

Enzyme sind Eiweißkörper, die in allen lebenden Zellen vorkommen. Sie wirken als Katalysatoren. Es gibt keinen Stoffwechselvorgang im Körper, der nicht von Enzymen gesteuert würde.

Schon vor hundert Jahren entdeckten französische Forscher, daß die Gärung nicht von der Hefe, sondern von den Enzymen, die in der Hefe enthalten sind, bewirkt wird. Aber man konnte Hefe und Enzyme noch nicht trennen. Das gelang erstmalig 1926. Damals wurde das Pepsin, ein Verdauungsenzym, in reiner Form gewonnen.

Inzwischen kennt man Hunderte von Enzymen. Das eiweißspaltende Enzym, oder vielmehr die Enzymmischung, die eine Rolle in der Krebsbekämpfung spielt, wurde in den fünfziger Jahren von dem nach Amerika ausgewanderten Wiener Arzt Max Wolf und seiner Mitarbeiterin Benitez entdeckt. Nach den Anfangsbuchstaben beider Namen nannte es Wolf das Wobe-Enzym.

In unzähligen Tierversuchen konnte nachgewiesen werden, daß das Enzym den klebrigen Fibrinmantel der Krebszellen auflöst, der ihre Erkennungszeichen, die Marker, verbirgt. Das ist die Voraussetzung dafür, daß die körpereigene Abwehr den Feind erkennen und vernichten kann.

Der Dichter Somerset Maugham, einer der Patienten von Wolf, behauptete: »Ohne Max Wolf hätte ich zwanzig Jahre früher ins Gras beißen müssen.«

Maugham litt unter schwerer Malaria und unter einem Tumor, der seinen Darmausgang blockierte. Als er zu Wolf kam, war er völlig geschwächt und arbeitsunfähig.

Wolf untersuchte ihn und sagte: »Gegen Ihre Malaria werde ich Ihnen 125 Gramm Chinin injizieren. Das ist das Zwanzigfache der Normaldosis. Das wird Sie entweder umbringen oder heilen. Aber gleichzeitig gebe ich Ihnen Enzyme. Die werden Ihren Tumor beseitigen und Ihre Chance, zu überleben, erhöhen.«

Maugham litt zwei Tage lang Höllenqualen. Dann war er seine Malaria los. Und nach weiteren zwei Monaten war auch der Tumor verschwunden.

Max Wolf sagte damals: »Keiner der Ärzte, die Maugham behandelt hatten, hat je begriffen, wie der Tumor verschwinden konnte. Und wenn ich ihnen von meinen Enzymen erzählte, dann lächelten sie nur mitleidig.«

Wolf machte Experimente mit Ratten. Er spritzte den Tieren Tumorzellen in die Vene. Eine ebenso große Anzahl von Kontrolltieren erhielt gleichzeitig eine Enzymbehandlung. Von den nicht mit Enzymen behandelten Ratten starben 90 Prozent, von den Kontrolltieren nur 30 Prozent. Ähnliche Experimente machte er auch mit Kaninchen.

Der Haken bei diesen Tests war allerdings, daß hier körperfremde Tumorzellen den Krebs verursachten. Die Immunabwehr ist in diesem Falle sehr viel leichter zu stimulieren, als wenn der Krebs durch einen genetischen Fehler des Stoffwechsels der eigenen Zellen außer Kontrolle geraten ist. Nachgewiesen werden konnte allerdings, daß bei an Brust- und Darmkrebs operierten Patienten durch eine hochdosierte Enzymbehandlung Metastasen seltener oder erst nach einem erheblich längeren Zeitraum auftraten.

Am stärksten wirken Enzyme, wenn sie direkt auf den Tumor aufgetragen werden. Es wurden Filme gedreht, die in faszinierenden Bildern zeigen, wie sich die Krebszellen unter dem Angriff der Enzyme teilen und schließlich auflösen.

Daß Enzyme Krebs heilen, ist nicht erwiesen. Es gibt

Erfolge. Und es gibt Mißerfolge. Als erwiesen jedoch kann gelten, daß Enzyme die körpereigene Abwehr stärken. Die Frage ist nur: in welchem Maße. Fest steht, daß ein wachsender Krebs zugleich zu einer erheblichen Schwächung der Immunkraft führt. Das heißt: Hat sich der Krebs erst einmal gebildet, sorgt er dafür, daß der Körper immer weniger mit ihm fertig wird. Es findet also eine Art sich aufschaukelnder Rückkoppelung statt, die der Organismus ohne Hilfe nicht überleben kann. Enzyme sind eine Hilfe. Ob sie stark genug ist, wird noch immer geprüft.

Die Thymustherapie

Daß die Thymusdrüse eine wichtige Rolle im Zusammenwirken der körpereigenen Abwehrkräfte spielt, ist erwiesen. Leider weiß man aber auch, daß diese Drüse im Laufe des Lebens schrumpft, ihre Aktivität also nachläßt. Die Frage war: Gibt es einen Weg, die Thymusdrüse wieder zu aktivieren?

Es war der schwedische Tierarzt Dr. Elis Sandberg, der 1938 mit der Thymusforschung begann. Anlaß war der Tuberkulosetod seines Bruders. Warum war der Bruder an Tuberkulose erkrankt, warum nicht er? Warum erkrankten nur so wenige Menschen an Tuberkulose, obwohl sich doch so viele mit Tuberkelbazillen infizierten?

Die Lösung des Problems lag für Sandberg in der Widerstandskraft des Organismus, und die war seiner Überzeugung nach in der Thymusdrüse angesiedelt. Er stellte aus der Thymusdrüse frisch geschlachteter Kälber einen Extrakt her, der die Wirkstoffe, die die Abwehrkräfte stärken, enthalten sollte. Es sind sogenannte Pepside, die bei der Spaltung von bestimmtem Eiweiß gewonnen werden.

Sandbergs Tierexperimente waren außerordentlich

erfolgversprechend. Seine ersten Versuche an unheilbar krebskranken Menschen machte er 1950. In einem Krankenhaus in Südschweden wurden fast gleichzeitig fünf Patienten eingeliefert, die an Leukämie (Blutkrebs) litten. Drei von ihnen behandelte Sandberg mit dem Thymusextrakt, den er THX nannte. Sie überlebten. Die anderen beiden Patienten starben.

Andere Krebspatienten wurden behandelt. Das gleiche Resultat. Hatte man mit dem THX endlich das langersehnte Krebsmittel gefunden?

Darauf gibt es bis heute noch keine endgültige Antwort. Gerade bei Krebs kennen wir oft spontane Besserungen, die allerdings vorübergehender Natur sind.

Haben die Patienten von Sandberg überlebt und wenn ja – wie lange?

Sandberg konnte dafür keine Unterlagen beibringen. Er, dessen Praxis überlaufen wurde, hatte keine Zeit, Protokolle der Krankengeschichten zu führen. Trotzdem war der Ruf des Thymusextraktes bis in die USA gedrungen. 1952 wurde Sandberg eingeladen, an der Universität von Kalifornien und an der Stanford-Universität sein THX an künstlich hervorgerufenen Brust- und Ohrentumoren bei Mäusen zu erproben. Anschließend wurde ihm angeboten, seine Arbeit am Sloan-Kettering-Institut fortzusetzen.

Über die Ergebnisse macht Sandberg keine konkreten Aussagen. Seinen Entschluß, schon 1953 nach Schweden zurückzukehren, begründete er damit, daß es ihm nicht liege, als kleines Rädchen in einem Riesenbetrieb eingeordnet zu werden.

Er selbst ist der festen Überzeugung, daß die Thymustherapie eine abwehrsteigernde, krebshemmende Wirkung auslöst.

Daß die Schulmedizin Sandbergs Behandlungserfolgen mit Skepsis begegnet, liegt unter anderem daran, daß er forsch behauptet, von den mehr als 100000 Patienten, denen er THX injiziert habe, hätte keiner Krebs bekommen. Und 80 Prozent der 50000 Krebspatienten, die er behandelt hätte, wären geheilt worden.

Wenn das stimmen sollte, wäre es tatsächlich sensationell. Aber Sandberg kann dafür keine Beweise beibringen. Ja, es ist schlicht unmöglich, die Krankheitsgeschichten von Zehntausenden von Menschen zu verfolgen. Die Schulmedizin tat Sandbergs Behauptung achselzuckend ab.

Trotzdem: Mit hoher Wahrscheinlichkeit stärkt der Extrakt aus der Thymusdrüse frisch geschlachteter Tiere die körpereigenen Abwehrkräfte. Heute gibt es einige Sanatorien und eine größere Anzahl von Ärzten, die ihre Patienten mit THX behandeln. Die Erfolge bei Rheuma, Asthma, chornischer Bronchitis, Magenleiden und Krankheiten des Bewegungsapparates sind unbestreitbar. Es gibt auch Erfolge bei Krebs. Aber es gibt eben auch Mißerfolge. Und da alles, was mit der Krebstherapie zu tun hat, zugleich ein gutes Geschäft verspricht, wurden auch Thymusextrakte auf den Markt gebracht, die in Reinheit, Konzentration und Zusammensetzung keineswegs dem erforderlichen Standard entsprechen.

Die Thymusforschung, die 1953 in den USA abgebrochen wurde, ist inzwischen wieder aufgenommen worden.

Die Interferontherapie

In kaum ein anderes Medikament wurden so viele Hoffnungen gesetzt wie in das Interferon. Der krebskranke Schah soll es bekommen haben. Margaret Dünser, so heißt es, soll vergeblich darum gebeten haben. Es ist das teuerste Heilmittel der Welt. Und an der New Yorker Börse wittern Anlageberater den ganz großen Profit. Umsätze von jährlich zwei Milliarden Dollar soll das Geschäft mit dem Interferon bringen. Das scheint nicht übertrieben zu sein, wenn man weiß, daß ein Gramm zur Zeit noch hundert Millionen Mark kostet.

Die Geschichte des Interferons begann 1957. Damals bemühten sich die Virologen Alick Isaacs und Jean Lindenmann am Londoner National Institute of Medical Research ein Mittel gegen den ganz ordinären Schnupfen zu finden.

Zu diesem Zweck gaben sie Zellen von Hühnereiern in eine Nährlösung und fügten einige Schnupfenviren hinzu. Später kamen noch andere Viren in die Nährlösung. Zu ihrer großen Verblüffung vermehrten sich diese Viren nicht.

Was war geschehen?

Die Zellen hatten, nachdem die Schnupfenviren in sie eingedrungen waren, eine Substanz gebildet, die den noch überlebenden Zellen half, die Attacke anderer Viren abzuwehren. Irgend etwas hatte die Viruswirkung überlagert. Eine solche Überlagerung nennt man Interferenz.

Daher der Name der virushemmenden Substanz: Interferon.

Weitere Experimente bewiesen: Wenn man Interferon und Viren zusammenbringt, geschieht den Viren gar nichts. Interferon wirkt auf andere Weise. Um das begreifen zu können, muß man die Vermehrungsweise des Virus kennen. Das Virus befällt eine Körperzelle und zwingt ihr seinen genetischen Code auf. Die Zelle stellt daraufhin genaue Duplikate des eingedrungenen Virus her. Wenn eine bestimmte Anzahl erreicht ist, platzt die Zelle, die Viren werden ausgestoßen und befallen die nächsten Zellen. Ohne eine wirksame Schutzeinrichtung wären in Kürze alle Körperzellen zur Virenproduktion gezwungen. Der Organismus würde zugrunde gehen.

Um das zu verhindern, produziert die erstbefallene Zelle zugleich mit den Viren eine Substanz, die wie ein Alarmsignal die anderen Zellen vor dem Angriff warnt. Ein Teil der Zellen entwickelt nun eine Art Blockadesystem, das die Entwicklung der Viren hemmt. Sie sind zwar in die Zelle eingedrungen, sind aber nicht mehr fähig, sich weiter zu vermehren.

Andere Zellen wiederum werden durch die Alarmwarnung veranlaßt, eine feste Haut (Zellmembran) zu bilden. Die eingedrungenen Viren können diese Haut nicht durchbrechen. Sie gehen mitsamt der Zelle zugrunde.

Die chemische Substanz, die die Körperzellen vor dem Virenbefall schützt, ist das Interferon. Es kann bis heute nicht synthetisch hergestellt werden, und auch Tiere können uns bei der Produktion nicht helfen. Denn Interferon wirkt nur artspezifisch. Das heißt: das von der Ratte gewonnene Interferon hilft nur der Ratte, das vom Hund nur dem Hund. Um ein Gramm Interferon zur Behandlung von Menschen zu gewinnen, müssen zuvor Ströme menschlichen Blutes geflossen sein.

Wissenschaftler in den USA, England, Finnland, der Sowjetunion, der Schweiz und der Bundesrepublik erforschen das Interferon und suchen nach einer wirtschaftlicheren Herstellungsweise. Das Ziel ist in erster Linie die Bekämpfung aller Viruskrankheiten. Was das Penicillin für bakterielle Krankheiten ist, könnte das Interferon für Viruskrankheiten werden.

Die weit aufregendere Frage aber lautet: Hilft Interferon auch gegen Krebs?

1978 finanzierte die American Cancer Society die Behandlung von 150 Krebspatienten mit Interferon. Es zeichnet sich ab, daß das Medikament bei virusbedingten Krebsarten allen anderen Behandlungsmethoden überlegen ist. Bei anderen Krebsarten bleibt die Wirkung umstritten.

Zur Zeit laufen 35 streng kontrollierte Versuchsreihen. Federführend ist das Anderson-Krebshospital in Houston, Texas. Als Zwischenergebnis wurde bekannt: Interferon scheint den bisher bekannten Chemotherapeutika gegen Krebs etwas überlegen zu sein. Nicht was seine Heilwirkung betrifft, sondern wegen des Fehlens von Nebenwirkungen. Tatsächliche Heilungsberichte aber sind selten und nicht unumstritten.

Daß Interferon die körpereigenen Abwehrkräfte stärkt, ist ebenfalls noch zweifelhaft. In bestimmten Fällen kann es sogar abwehrschwächend wirken. Das leuchtet ein, wenn man weiß, daß Interferon die Zellen veranlaßt, eine Art Mauer um sich zu bilden, die es den eingedrungenen Viren verwehrt, auszubrechen. Wird diese Mauer aber auch von gesunden Zellen gebildet, dann verhindert sie die normale Zellteilung. Verminderte Zellteilung aber bedeutet auch eine Verminderung der Abwehrkräfte.

Was immer wir bisher über die Methoden zur Krebsbekämpfung erfahren haben, und was wir über sie wissen: »Ein Kräutlein, gewachsen gegen alle Krebse, gibt es nicht.«

Die Frischzellentherapie

So viele Theorien es über die Krebsentstehung auch gibt, eine ist unumstritten: Krebs ist eine Krankheit des Alters.

Im Jahre 1900 starb jeder dreißigste, 1930 jeder achte Deutsche an Krebs – heute schon jeder fünfte.

Aber dieses Jonglieren mit der Statistik, die meist beweisen soll, daß die Umweltverschmutzung immer mehr Karzinogene erzeugt, ist irreführend.

Der tatsächliche Grund, warum heute sechsmal mehr Menschen an Krebs sterben als im Jahre 1900, ist die erhöhte Lebenserwartung, die sich in den letzten 100 Jahren annähernd verdoppelt hat.

Die Alterszusammensetzung der Krebstoten erbringt den Beweis, daß in früheren Zeiten die Menschen ihren Krebs gar nicht erst »erlebten«.

In der Bundesrepublik sterben jährlich von 100000 Menschen an Krebs:

unter 15 Jahren	6
zwischen 15 und 25 Jahren	7
zwischen 25 und 35 Jahren	17
zwischen 35 und 45 Jahren	51
zwischen 45 und 55 Jahren	175
zwischen 55 und 65 Jahren	437
zwischen 65 und 75 Jahren	922
zwischen 75 und 85 Jahren	1581
über 85 Jahre	2065

Wenn aber Krebs eine Krankheit des Alters ist, dann ist seine Ursache auch – wie das Alter – nur in der Ganzheit des menschlichen Organismus zu suchen. Wir kennen noch immer keine allgemeingültige Definition des Alters, aber wir kennen seine Symptome: Ungleichgewicht der Hormonmuster, verminderte körpereigene Abwehr, Summierung der Umstände, die man als krankheitsfördernd erkannt hat, Vermehrung psychischer Vorgänge wie Depressionen und Streßbelastungen.

Damit haben wir zugleich auch die Skala der Krebsursachen, der Auslöser oder Beschleuniger. Und noch etwas haben Alter und Krebs gemeinsam: Ihr Geheimnis liegt in der Zelle.

Wenn es also gelänge, den Alterungsprozeß der Zelle zu verlangsamen oder die Zelle zu regenerieren, dann, so kann man schlußfolgern, haben wir auch ein wirksames Vorbeugungsmittel gegen den Krebs gefunden.

Die inzwischen am längsten erprobte Methode der

Revitalisierung ist die Frischzellentherapie. Ihr Entdekker ist der Schweizer Chirurg Professor Dr. Paul Niehans, ihre Geburtsstunde, der 1. April 1931. An diesem Tag operierte ein junger Assistenzarzt in einer Klinik in Lausanne eine Patientin an der Schilddrüse. Dabei unterlief ihm ein Kunstfehler: Er verletzte versehentlich die Nebenschilddrüse der Frau.

Die Folge war, daß die Patientin von schweren Krämpfen befallen wurde. Sie befand sich in höchster Lebensgefahr.

Verzweifelt ließ der Assistenzarzt den Direktor der Klinik, Professor de Quervain, in den Operationssaal rufen. Aber auch der konnte nicht helfen.

In seiner Not besann sich de Quervain auf einen Arzt, der unter den Medizinern entlang des Genfer Sees als Außenseiter, wenn nicht sogar als Scharlatan, galt: Dr. Paul Niehans, ein achtundvierzigjähriger Mann, der zunächst Theologie, dann Medizin studiert hatte. Da er von Haus aus vermögend war, konnte er es sich leisten, seinem Hobby nachzugehen: Er experimentierte mit Drüsenverpflanzungen und Zellübertragungen. Und er hatte auch schon Erfolge aufzuweisen. Durch die Verpflanzung von Hypophysen-Vorderlappen war es ihm gelungen, das Wachstum zwergwüchsiger Menschen um zweiunddreißig Zentimeter zu steigern.

Seine Kollegen schüttelten darüber nur den Kopf. Wozu sollten derartige Experimente gut sein? Wem nutzten sie? Jetzt aber, in dieser Notsituation, sah de Quervain in dem Drüsenverpflanzer Niehans die letzte Rettung. Er rief ihn an, schilderte ihm den Fall.

»Können Sie mit Ihren Methoden noch etwas machen?«

»Ich will es versuchen«, antwortete Niehans.

Auf dem Weg in die Klinik fuhr Niehans am Schlachthof vorbei und besorgte sich die Nebenschilddrüse eines frisch geschlachteten Kalbes.

Im Operationssaal sah er auf den ersten Blick, daß die

Frau im Sterben lag. Es war keine Zeit mehr für einen komplizierten Eingriff. Einer Augenblickseingebung folgend, zerkleinerte Niehans die Kalbsdrüse mit einer Operationsschere, fügte dem Brei eine Kochsalzlösung bei und spritzte der Patientin die Flüssigkeit in den Brustmuskel. Was niemand erwartet hatte, trat ein: Die Krämpfe ließen nach. Die Patientin erholte sich.

Aus dem Krankenbericht: »Frau B. F., geboren 1884, schwere Tetanie nach Kropfoperation. Blutkalkspiegel auf 0,078 pro Liter gesunken. Einspritzung frischer Nebenschilddrüsen – Resultat: geheilt und arbeitsfähig, Beobachtungszeit: 22 Jahre.«

Was Niehans vor mehr als 50 Jahren in der Lausanner Klinik zum erstenmal gewagt hatte, war der erfolgreiche Versuch, ein beschädigtes, krankes Organ durch die Zellen des gleichen tierischen Organs zu regenerieren.

So lange Niehans lebte, wurde er angefeindet. So lange er lebte, wurde er aber auch überschwenglich gelobt und geehrt. Seine Patienten waren der Kaiser von Japan, die Könige von Marokko, Saudi Arabien und des Jemen. Theodor Heuss, auf dessen Empfehlung Niehans der Ehrendoktor der Universität Tübingen verliehen wurde, war ebenso sein Patient wie Charles de Gaulle, Dwight D. Eisenhower, Winston Churchill und Konrad Adenauer. Nicht zu vergessen, die großen des Films und der Gesellschaft: Marlene Dietrich, Charlie Chaplin, Maurice Chevalier, die Begum, die Windsors, Aga Khan und ungezählte andere.

Eine zweite »Wunderheilung«, die seine Kritiker zunächst verstummen ließ, war die Rettung des todkranken Papstes Pius XII.

Der Heilige Vater litt an Schlaflosigkeit, Magenbluten, Störung des vegetativen und des zentralen Nervensystems. Als Niehans gerufen wurde, wog der 1,82 Meter große Papst noch 110 Pfund. Seit drei Wochen war er von unaufhörlichem Schluckauf geplagt worden, und sein ganzer Körper brannte vor Schmerzen. Sein Magen behielt keine Nahrung mehr. Selbst ein paar Bissen Toast erbrach er.

Die Ärzte kamen und gingen. Keiner konnte helfen. Am 11. Februar 1954 entschloß sich Schwester Pasqualina zu einem letzten verzweifelten Versuch. Sie schickte ein Telegramm in die Schweiz.

Dreißig Minuten später erhielt Schwester Pasqualina das Antwort-Telegramm. Es bestand aus nur drei Worten: »Komme sofort. Niehans.«

Niehans hat den Papst geheilt. Welche Zellinjektionen er ihm gegeben hat, ist nicht bekannt. Harvey William Cushing, Professor an der amerikanischen Yale-Universität, fragte ihn einmal danach. Niehans antwortete: »Ich gab ihm Hypothalamus und Placenta – sowie andere Zellen, über die ich nicht sprechen werde. Ich gab dem Papst mein Wort und werde es halten.«

Der Papst selbst war es, der die Behandlung durch Niehans publik gemacht hat. Um seinem Arzt zu danken und ihn zu ehren, verlieh er ihm einen Sitz in der Vatikanischen Universität, den vor ihm Alexander Fleming, der Entdecker des Penicillins, innehatte.

Im gleichen Jahr sprach Niehans vor dem alljährlichen Therapiekongreß in Karlsruhe, an dem Ärzte aus aller Welt teilnahmen. Zwei Stunden dauerte seine Rede, und sie hat Geschichte gemacht. Er sagte: »Nachdem ich nun über fünftausend Zellinjektionen gemacht habe, nachdem ich nun die Resultate von dreiundzwanzig Jahren überblicken kann, möchte ich Ihnen einige Erfahrungstatsachen mitteilen:

Jede Zellinjektion ist im Grunde genommen eine tausendfache Transplantation, wie wir sie aus der totalen Übertragung von Drüsen kennen. Dabei sind aber die in den Muskel des Patienten eingespritzten Zellen, wie die Erfahrung gezeigt hat, viel wirksamer als eine Organübertragung . . .«

An ungezählten Beispielen aus Krankengeschichten bewies Niehans die Heilwirkung der Frischzellen bei

Funktionsstörung der Organe, chronischen Entzündungen, Erschöpfungszuständen, Herzerkrankungen, Arterienverkalkung, Rheuma, Impotenz, Sterilität und nervösen Störungen.

Am Ende sagte er:

»Tausend Zellinjektionen sind keineswegs tausend Erfolge. Wohl aber erleben wir überraschend eine Fülle günstiger Resultate. Es braucht viel Erfahrung und Einfühlungsvermögen, um den komplizierten Zellstaat, den wir ›Mensch‹ nennen, und den wir noch so wenig erforscht haben, richtig disponieren zu können.

Ich bin noch lange nicht so weit, wie ich es mir wünsche. Noch habe ich die Laborphase der Forschung nicht verlassen. Und ich weiß, wenn bei dem einen oder anderen Patienten der erhoffte Erfolg ausbleibt – ich, Niehans, trage die Schuld und nicht die Zelle.«

Im Grunde genommen hat Niehans mit seinen Forschungen und Experimenten an eine uralte Heilmethode angeknüpft. Bereits Anfang des 16. Jahrhunderts behauptete Paracelsus: Gleiches heilt Gleiches. Das heißt: Herz heilt Herz, Niere heilt Niere, Leber heilt Leber.

Aber auch schon in vorchristlicher Zeit waren die Ärzte davon überzeugt, Impotenz durch eine Mahlzeit aus den Hoden junger Stiere und Tiger heilen zu können. Und Leberkranke mußten rohe Wolfsleber essen.

Daß etwas dran war an diesem »Aberglauben«, bewies erstmalig der amerikanische Arzt Munot. Er veranlaßte Patienten, die an perniziöser Anämie litten, täglich ein Pfund gekochter Kalbsleber zu essen.

Eine seiner Patientinnen konnte nach einigen Wochen Kalbsleber nicht mal mehr riechen. Sie fragte Dr. Munot, ob sie die Leber nicht auch roh durch den Wolf drehen und mit Orangensaft vermischt trinken könnte.

Sie konnte, und sie wurde geheilt.

Anfang dieses Jahrhunderts hat Munot schwerste

Fälle von perniziöser Anämie mit dem Saft aus roher Leber geheilt. Patienten, die bereits bewußtlos ins Krankenhaus eingeliefert wurden, führte er mit einem dünnen Glasrohr den Lebersaft direkt in den Magen. In den meisten Fällen konnte eine Besserung des lebensgefährlichen Zustands erreicht werden.

Es gab also viele Vorgänger der Theorie, daß sich Gleiches durch Gleiches heilen ließe. Aber bis zu Niehans' Zeiten waren Instinkt, Erfahrung, Glaube die Lehrmeister. Niehans ersetzte den Glauben durch das Experiment. Er bewies, daß Frischzellen heilen und regenerieren. Aber auch er konnte nicht sagen, wie sie es taten.

Experimente haben inzwischen gezeigt: Die in das Muskelfleisch injizierten Zellen und Zellbestandteile werden sofort von den Mikro- und Makrophagen abgebaut und aufgenommen und über die Blutbahn zu den betreffenden Organen geleitet: Herzzellen zum Herzen, Leberzellen zur Leber, Hirnzellen zum Hirn, Thymuszellen zur Thymusdrüse.

Die injizierten Zellen regen in den Organen und Drüsen, die sie heilen oder regenerieren sollen, vor allem die Enzyme, die RNS (Ribonukleinsäure) und die DNS (Desoxyribonukleinsäure) – die Träger des genetischen Codes – zur Erneuerung der Zelle an.

Daß die Wirkung der Frischzellen nicht, wie viele Schulmediziner behaupten, auf einem Placebo-Effekt beruht, haben Professor Kment, Direktor des Instituts für Physiologie der Tierärztlichen Hochschule in Wien und viele andere Ärzte und Biologen durch Tierexperimente bewiesen.

Kment spritzte alten weißen Ratten Zellen ein. Die Ergebnisse waren so überzeugend, daß er nach seinen eigenen Worten ein »restlos überzeugter Skeptiker« wurde: Das Herz der Tiere wurde leistungsfähiger, ihre Lern- und Merkfähigkeit steigerte sich, die Rißfestigkeit der Haut nahm zu, die Hauptschlagader wurde elastischer, Leber und Niere wurden so regeneriert, daß ihr Zustand dem von erheblich jüngeren Tieren entsprach.

Die Frage, die schon Niehans beschäftigte, und die heute von Ärzten und Immunbiologen in aller Welt geprüft wird, lautet: Wenn Frischzellen alte Zellen reparieren und regenerieren, sind sie dann auch imstande, die Alterskrankheit Krebs zu verhindern oder zu heilen?

Niehans, der noch nicht allzuviel von den Immunkräften des menschlichen Organismus wußte, war dennoch überzeugt, daß es keine Krankheit gäbe, gegen die der Körper sich nicht zur Wehr setzte.

Auch gegen Krebs?

Wissenschaftler und Ärzte wie Sauerbruch, Ceelen, Czerny und Ewing berichteten von Spontanheilungen bei Krebs. Also, so schloß Niehans, mußte unser Organismus über Kräfte verfügen, die imstande waren, den Krebs zu besiegen.

Er folgerte, daß es sich bei diesen Kräften um Zellen irgendwelcher Art handelte. Und er suchte nach übertragbaren Zellen von Tieren, die krebsresistent sind. Dabei stieß er auf das schwarze Schaf. Professor Hodgson, Halifax (Kanada), stellte bei 17000 schwarzen Schafen nur einen Krebsfall fest. Und von einem Schafzüchter in Australien, der eine Herde von 40000 Tieren besaß, erfuhr Niehans, daß dessen Tierärzte im Verlauf von dreißig Jahren nicht ein einziges krebskrankes Schaf gefunden hatten.

Also entschloß sich Niehans, sein Zellmaterial aus den Organen der krebsresistenten schwarzen Schafe zu gewinnen.

Nach einer Beobachtungszeit, die insgesamt vierzig Jahre betrug, machte Niehans eine Rundfrage bei Frauen, die er wegen Beschwerden der Wechelsjahre mit Frischzellen behandelt hatte. Er schrieb: »Da ich Zellen von relativ krebsresistenten Tieren einspritzte, ist es für mich wichtig zu erfahren, ob dadurch Patienten, die meine Vorschriften einhalten, krebsresistent werden.«

Er erhielt über tausend Antworten und das Ergebnis der Umfrage kann als sensationell bezeichnet werden. Statt der statistisch zu erwartenden Zahl von 20 Prozent an Krebstoten waren von den Frauen, die er behandelt hatte, nur 1,2 Prozent an Krebs gestorben.

Niehans schrieb: »Es scheint also, daß die Injizierung von jungen vitalisierenden Zellen relativ krebsresistenter Tiere (Schafe) den Alterungsprozeß günstig beeinflußt, bzw. die Tumorresistenz beträchtlich erhöht und damit dem menschlichen Organismus den bisher stärksten Krebsschutz verleiht.«

Niehans war überzeugt, daß man Krebs verhüten könne, wenn man »von der Kindheit bis ins hohe Alter etwa alle drei Jahre frische krebsresistente Zellen einspritzt.«

Diese Überzeugung von Niehans blieb unbewiesen. Denn niemand hat bisher ein derartiges Experiment gemacht. Aber es wurden ungezählte Tierexperimente durchgeführt. Und es wurden unheilbar Krebskranke, von der Schulmedizin aufgegebene Menschen, mit der Zelltherapie behandelt. Die Ergebnisse waren gut, zum Teil sensationell.

Professor Dr. Hoepke, Heidelberg, machte einen Versucht mit 46 Ratten, denen er Benzpyren-Tumore injizierte. Alle Tiere erkrankten an Krebs. Einundzwanzig Wochen nach der Impfung begann Entz, der Mitarbeiter Hoepkes, mit der Behandlung. 23 Tiere bekamen Zellinjektionen. Die anderen 23 blieben unbehandelt.

Der Erfolg war verblüffend. Nach zwei Monaten und zwölf Tagen waren alle Kontrolltiere an schwerer Kachexi (allgemeiner körperlicher Kräfteverfall) gestorben. Die Obduktion ergab, daß 35 Prozent Metastasen hatten.

Zu dieser Zeit lebten noch alle behandelten Tiere. Nach drei Monaten waren noch 87 Prozent am Leben, nach sechs Monaten noch 52 Prozent. Bei diesen 52 Prozent hatten sich die zum Teil walnußgroßen Tumore vollständig zurückgebildet. Sie starben nach weiteren vierzehn Monaten den Alterstod.

Derartige Erfolge sind beachtenswert. Sie können aber nur sehr bedingt auf den Menschen übertragen werden. Nicht weil die menschlichen Zellen sich prinzipiell anders verhielten als die tierischen, sondern weil man Menschen keinen Krebs injizieren kann. Die Testtiere erhalten stets eine Menge von körperfremden Krebszellen implantiert. Ihre Vernichtung durch Chemotherapie oder Zelltherapie in Verbindung mit der körpereigenen Abwehr gelingt im Laboratorium zu annähernd 100 Prozent.

Tiere aber, die von sich aus Krebs haben, gleich alt, in der gleichen körperlichen Verfassung sind und deren Krankheit vergleichbar fortgeschritten ist, stehen für verwertbare Tests nicht zur Verfügung. Und der Krebs, der sich im Menschen entwickelt, ist immer ein Teil von seinem eigenen Fleisch und Blut. Die Zelltherapie schädigt diese nicht. Im Gegenteil: Sie kräftigt, regeneriert und stärkt ihre Abwehrkraft. Aber kein verantwortungsbewußter Arzt wird sich bei einer Krebserkrankung nur auf die Zelltherapie verlassen. Der Patient, den er behandelt, ist in fast allen Fällen bereits operiert, bestrahlt und hat Chemotherapie erhalten.

Alle Anti-Krebs-Mittel, einschließlich der Bestrahlung, wirken aber auf Krebszellen ebenso wie auf normale Zellen. Das heißt: Sie zerstören die normalen Zellen, verhindern ihre Teilungsfähigkeit und schwächen damit ihre Abwehrkraft.

Der Zelltherapeut, der einen Krebskranken nachbehandelt, bekommt also in den meisten Fällen einen Patienten, dessen Zellen doppelt geschädigt sind: einmal durch das Krebsgeschehen und zum anderen durch Bestrahlung und Chemotherapie.

Trotzdem ist es gelungen, durch Frischzelleninjektionen erstaunliche, zum Teil sensationelle Heilerfolge zu erzielen. Bereits geschildert hatte ich den Fall der einundfünfzigjährigen Sabine Kramm, die nach der Bestrahlung eines inoperablen Gebärmutterhals-Tumors von mir mit Frischzellen behandelt wurde und, obwohl sie zu jener Zeit eine statistische Überlebenschance von nur 4,8 Prozent hatte, im Herbst 1981 fünf Jahre überlebt hat.

Auch andere Frischzellentherapeuten erzielten erstaunliche Heilerfolge bei röntgenbestrahlten Unterleibskarzinomen.

Dr. O. Rawer hält diese Behandlungsmethode bei Unterleibskrebs sogar für die aussichtsreichste. Er schreibt: »Durch sie war es mir möglich:

1. Schwerste gynäkologische Blutungen zum Stehen und die Tumorkrater zum Vernarben zu bringen.
2. Die typische Kachexie in eine Gewichtszunahme zu wandeln.
3. Bei Röntgenbestrahlung den Röntgenkater und Hautverbrennungen zu vermeiden.
4. Trotz Röntgenüberdosierung nach Behandlung weiter behandeln zu können.
5. Die Röntgendosen auf etwa ein Zehntel der sonst üblichen Dosen zu verringern.
6. Durch Rückgang der Tumore die Schmerzen zu lindern und Opiate einzusparen.
7. Bestehende Tumore ohne Intoxikationserscheinungen (Vergiftung) einzuschmelzen.
8. Das Leben der hoffnungslos Kranken bei relativem Wohlbefinden zu verlängern.
9. Die BSG (Blutsenkung) den Normwerten wesentlich anzunähern.
10. In glücklich gelagerten Fällen den Patienten zu heilen.«

Einer dieser Fälle war der vierzigjährige Kurt M. Er litt an Hodenkrebs, der operiert worden war. Als er zu Rawer gebracht wurde, war sein Tod nur noch eine Frage der Zeit. Er hatte Metastasen in der Lunge und im Enddarm.

Aus dem Strahleninstitut war er mit dem Vermerk entlassen worden, daß die Höchstdosis erreicht und weitere Bestrahlungen nicht mehr möglich seien.

Bei seiner Untersuchung stellte Rawer fest, daß die Tumore im Enddarm Apfelgröße erreicht hatten und sich im Zustand der Verjauchung befanden. Im Brustkorb drückte ein von der Vorder- bis zur Hinterwand reichender Tumor die Speiseröhre ab. Der Patient mußte künstlich ernährt werden. Bei einer Körpergröße von 177 Zentimeter wog er noch 37 Kilogramm. Er konnte weder sitzen, noch stehen, noch liegen.

Rawer injizierte ihm Frischzellen von Milz, Thymus, Nebennierenrinde und Placenta.

Am vierten Tag nach der Implantation konnte der Patient erstmals flüssige, am sechsten breiige Nahrung zu sich nehmen.

Eine Röntgenaufnahme zeigte jedoch, daß der Tumor in der Lunge nicht zurückgegangen war. Daraufhin bat Rawer den Röntgenologen Dr. Kamieth, den Patienten erneut zu bestrahlen.

»Das ist unmöglich«, antwortete Kamieth, »das kann der Patient nicht mehr verkraften.«

Aber da der Patient selbst mit Nachdruck die Strahlenbehandlung forderte, willigte Kamieth widerstrebend ein.

Nach drei Bestrahlungen schmolz der Tumor zusehends ein. Nach der achten Bestrahlung konnte der Patient normale Kost zu sich nehmen.

Nachdem Kamieth festgestellt hatte, daß kein Röntgenkater auftrat, erklärte er sich bereit, nun auch die Tumoren in der Aftergegend zu bestrahlen. Die Geschwülste gingen zurück, und der verjauchte Krater vernarbte.

Nicht rückgängig zu machen war die Zerstörung des After-Schließmuskels. Dadurch litt der Patient an chronischem Durchfall, verlor zuviel Flüssigkeit und mußte, um die Darmtätigkeit zu verlangsamen, mit Opium behandelt werden.

Nach einer sechswöchigen Behandlung wog Herr M. wieder 65 Kilo. Er konnte aufstehen und sogar Auto fahren. Alle sechs Monate erhielt er Frischzelleninjektionen.

Vier Jahre nach dieser Behandlung erlitt Kurt M. einen Autounfall. Er wurde ins Krankenhaus gebracht und mußte vier Wochen lang stationär behandelt werden. Er hat es nicht überlebt.

Man hatte ihm die Präparate, die die Darmtätigkeit herabsetzten, entzogen. Die Todesursache war Flüssigkeitsverlust.

Bei einer Obduktion wurden keine Krebsmetastasen festgestellt.

Seit dreißig Jahren habe ich mehr als 40 000 Patienten mit Frischzellen behandelt. Davon eine große Anzahl krebskranker Menschen. Besonders gute Erfolge habe ich erzielt bei Unterleibs-, Brust-, Dickdarm- und Prostatakrebs, wenn man hier schon von Erfolgen sprechen kann. Ich bin allerdings davon überzeugt, daß die Frischzellentherapie bei Krebs als Immuno-Zusatztherapie unbedingt angewandt werden sollte.

Es konnte nachgewiesen werden, daß sich nach der Implantation von Thymus-, Nabelschnur-, Milz-, Placenta-, Leber-, Knochenmark-, Lymphknoten- und Hypothalamuszellen die Zahl der Lymphozyten-, der Plasma- und Mastzellen, die die stärksten Waffen der körpereigenen Abwehrkräfte sind, erheblich vergrößert hat.

Lange Zeit war man der Meinung, daß diese Implantation jene Organe, die eine wesentliche Rolle bei der Immunreaktion spielen, wie z.B. Thymus und Milz, regenerieren und aktivieren. Das ist sicherlich richtig. Aber seit einigen Jahren hat man auch noch ein anderes Wirkungsprinzip der fetalen Zellen (von Fetus oder Fötus, dem Ungeborenen, abgeleitet) entdeckt. Man konnte feststellen, daß sich auf ihrer Außenhaut ebensolche Kennzeichen befinden, wie auf den Krebszellen: Antigene, die unser Abwehrsystem alarmieren.

Die Ähnlichkeit der fetalen Zellen mit den primitiven Krebszellen ist so verblüffend, daß die Wissenschaftler ihre Antigene als onko-fetal bezeichneten. Das bedeutet, daß sie sowohl zur Krebs- als auch zur Zelle des Ungeborenen gehören.

Diese Antigene werden sowohl vom menschlichen als auch vom tierischen Abwehrsystem erkannt. Die Implantation von fetalen Zellen des ungeborenen Schafs regt also durch deren Antigene die Lymphozyten und Makrophagen zur erhöhten Abwehrleistung an.

Im Falle der Krebsbehandlung sollte man deshalb auch besser von einer Immuntherapie durch fetale Zellen sprechen.

Unabdingbar für eine derartige Krebsbehandlung ist allerdings in erster Linie die operative Geschwulstentfernung und eine eventuelle zusätzliche Strahlenbehandlung.

Dann allerdings ist die Frischzellentherapie sehr viel wirksamer als die Verwendung von zytostatischen (zellteilungshemmenden) Medikamenten, die nicht nur die entarteten, sondern auch die gesunden Zellen schädigen und darüber hinaus die Immunabwehr des Körpers unterdrücken.

Aber trotz der Erfolge, die die Immuntherapie durch fetale Zellen bei der Krebsbehandlung erzielt hat, niemand kann davon sprechen, daß dadurch der Krebs besiegt oder geheilt werden könnte.

Vielen schönen Erfolgen stehen ebensoviele, wenn nicht mehr Mißerfolge gegenüber. Einen Sieg über den Krebs wird uns nach allen vorliegenden Erkenntnissen nicht die Behandlung der erkennbaren Geschwulst bringen, sondern die Vorbeugung.

Bereits vor 30 Jahren hat Niehans an die Krebsligen der Länder den Appell gerichtet: »Helfen Sie uns, mit

Frischzellen krebsresistenter Tiere den Krebs bei Mensch und Tier zu bezwingen.«

Die Krebsligen haben den Appell nicht befolgt, ja, sie haben ihn nicht einmal beachtet. Das ist zumindest verständlich. Denn die Immunbiologie ist eine junge Wissenschaft.

Noch vor zehn Jahren bezweifelte die Schulmedizin, daß es überhaupt so etwas gibt wie eine körpereigene Abwehr gegen den Krebs. Heute ist die Stärkung dieser körpereigenen Abwehr möglicherweise unsere letzte Chance in dem jahrtausendealten, kräftezehrenden und Milliarden verschlingenden Kampf gegen den Krebs.

Quellenverzeichnis

Aumiller, Jochen: *Niemand soll der Nächste sein.* Wilhelm Goldmann Verlag, München 1978
Bachmann, Christian: *Die Krebsmafia.* Editions Tomek, Monte Carlo 1981
Backhaus, Anita: *Heilen ohne Pillen und Spritzen.* Hermann Bauer Verlag, Freiburg 1973
– *Rätsel Krebs.* Bild der Wissenschaft, März 1980
Bauer, K. H.: *Das Krebsproblem.* Heidelberg 1963
Block, Siegfried: *Sieg über das Altern.* Econ Verlag, Düsseldorf 1978
Block, Siegfried: *Ein Plädoyer für die reifen Jahre.* R. S. Schulz Verlag, Percha 1981
Brody, Jane E.: *You Can Fight Cancer and Win.* The New York Times Book
Burch, P. R. J.: *Rauchen und Krebs.* Walter Rau Verlag, Düsseldorf 1977
Clark, Ronald W.: *Sigmund Freud.* S. Fischer Verlag, Frankfurt 1981
Cousins, Norman: *Anatomy of an Illness*
Dawkins, R.: *Das egoistische Gen.* Springer Verlag, Berlin 1978
Dhom, Georg: *Aufgaben und Ziele einer Krebsforschung am Menschen.* Franz Steiner Verlag, Wiesbaden
Everson und Cole: *Spantaneon's Regression of Cancer.* Philadelphia 1966
Fundenberg et al.: *Basic-Clinical Immuniology.* Lange Medical Publications, California 1976
German, Donald R.: *The anti-cancer diet.* Wyden Books
Glasser, Ronald J.: *The Greatest Battle.* Random House, New York
Greenberg, D.: *The War on Cancer: Official Fiction and Harsh Facts.* In: Science and govermental report 1974
Hackethal, Julius: *Keine Angst vor Krebs.* Molden Verlag, München/Wien 1978
Hill, Ann: *Handbuch alternativer Heilweisen.* Hermann Bauer Verlag, Freiburg
Issels, Josef: *Mein Kampf gegen den Krebs.* C. Bertelsmann Verlag, München 1981
Koch, Egmont R.: *Krebswelt.* Kiepenheuer & Witsch, Köln
Köhnlechner, Manfred: *Gesundheit im Alter.* Wilhelm Heyne Verlag, München 1981
Kothari, Manu L./Metha, Lopa A.: *Ist Krebs eine Krankheit?* Rowohlt Verlag, Reinbek 1979
Ludwig, H.: *Fibrinstabilisierender Faktor – Struktur des Blutgerinnsels – Krebs und Blutgerinnung.* Schattauer Verlag, Stuttgart
Moermann, C./Breuß, R.: *Krebs.* Aurum Verlag, Freiburg 1980
Neubert, Helmut: *Zelltherapie bei Geschwulsterkrankungen.* Biologische Medizin 6, 533–549/1979

Niehans, Paul: *Krebs-Prophylaxe.* Päpstliche Akademie, 1966
Null, Gary: *Politics of Cancer.* Penthouse 1979/1980
Oeser, Heinz: *Krebs: Schicksal oder Verschulden?* Georg Thieme Verlag, Stuttgart 1979
Rudolph, Ebermuth: *Die geheimnisvollen Ärzte.* Walter Verlag, Freiburg 1977
Scarf, Maggie: *Images that Heal.* Psychology today, September 1980
Schimmel, Klaus Ch./Schwaegerl, Tony: *... und die Natur heilt doch.* Mosaik Verlag, München 1980
Schmidsberger, Peter: *Gibt es eine Diät gegen Krebs?* BUNTE, 28/1')-
Simonton, O. Carl: *Der Wille kann den Krebs besiegen.* BUNTE 30/1976
Sponsel, Heinz: *Die Ärzte der Großen.* Econ Verlag, Düsseldorf 1976
Taniguchi, Masaharu: *Die geistige Heilkraft in uns.* Hermann Bauer Verlag, Freiburg
Taylor, Renée: *Die Gesundheitsgeheimnisse der Hunza.* Hermann Bauer Verlag, Freiburg 1980
Virchow, Rudolf: *Die krankhaften Geschwülste.* 30 Vorlesungen, Berlin 1862/63
Waerland, Are: *Das Waerland-Handbuch der Gesundheit.* Humata Verlag, Bern

Register